Travail du laboratoire de M. le Professeur HAYEM

RECHERCHES EXPÉRIMENTALES SUR LES ALTÉRATIONS CELLULAIRES DES GLANDES GASTRIQUES

(Phosphore et bicarbonate de soude)

PAR

Le Dr Pierre BLATTER

LICENCIÉ ÈS SCIENCES NATURELLES

PARIS

G. STEINHEIL, ÉDITEUR

2, RUE CASIMIR-DELAVIGNE, 2

1909

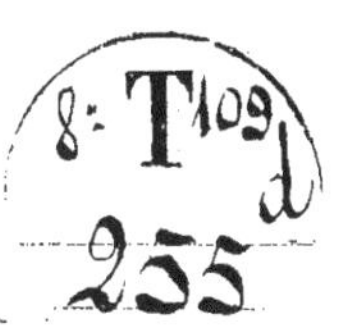

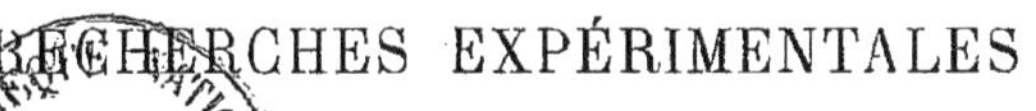

RECHERCHES EXPÉRIMENTALES

SUR LES

ALTÉRATIONS CELLULAIRES

DES GLANDES GASTRIQUES

(Phosphore et bicarbonate de soude)

DU MÊME AUTEUR

Sur l'histologie des organes annexes de l'appareil mâle chez Periplaneta orientalis. *Comptes rendus de l'Académie des Sciences*, 1892.

Étude sur la structure histologique des glandes annexes de l'appareil mâle de l'Hydrophile. *Arch. d'anat. microscopique*, t. I, fasc. III, 10 nov. 1897.

Travail du laboratoire de M. le Professeur HAYEM

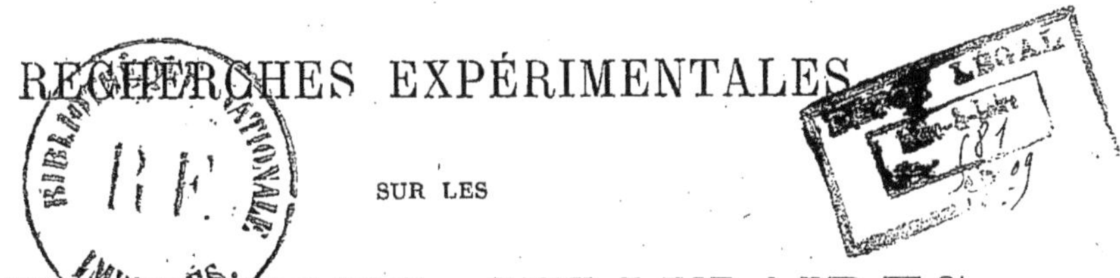

RECHERCHES EXPÉRIMENTALES

SUR LES

ALTÉRATIONS CELLULAIRES

DES GLANDES GASTRIQUES

(Phosphore et bicarbonate de soude)

PAR

Le Dr Pierre BLATTER

LICENCIÉ ÈS SCIENCES NATURELLES

PARIS

G. STEINHEIL, ÉDITEUR

2, RUE CASIMIR-DELAVIGNE, 2

1909

A LA MÉMOIRE DE MON MAITRE

E. G. BALBIANI

Ce souvenir de grande admiration s'adresse à l'homme et au savant.

A MON MAITRE

M. LE PROFESSEUR HENNEGUY

PROFESSEUR D'EMBRYOGÉNIE COMPARÉE AU COLLÈGE DE FRANCE
MEMBRE DE L'INSTITUT

Témoignage de profonde reconnaissance.

A MON PRÉSIDENT DE THÈSE

MON EXCELLENT MAITRE

M. LE PROFESSEUR HAYEM

PROFESSEUR DE CLINIQUE MÉDICALE
MEMBRE DE L'ACADÉMIE DE MÉDECINE

AVANT-PROPOS

Parmi les souvenirs qui demeurent en moi, il en est un que je me rappelle toujours avec plaisir et émotion. C'était il y a longtemps de cela. Plein d'ardeur et d'enthousiasme pour l'étude des sciences biologiques, je cherchais alors un appui et une direction scientifique. Le hasard me mit en relation avec mon regretté et vénéré maître E. G. Balbiani. Dès la première entrevue, il m'écouta avec une attention touchante. Je lui fis part de mes projets, de mes intentions de poursuivre des recherches zoologiques. Il me proposa les ressources de son laboratoire du Collège de France. Je m'y installai aussitôt, et là, sous sa direction autorisée, je fis mes premiers pas dans la carrière scientifique. Ses connaissances approfondies sur les grands phénomènes de la biologie exercèrent sur mon esprit une influence ineffaçable. Depuis, la mort a cruellement enlevé le maître à notre affection ; aussi est-ce avec un sentiment de profonde admiration que je dédie aujourd'hui à la mémoire de ce savant distingué ce modeste travail.

C'est durant mon long séjour au laboratoire du Collège de France que j'ai eu l'avantage d'acquérir mes premières notions de cytologie et d'histologie pratique. Je les dois à mon excellent maître, M. le professeur F. Henneguy, à qui je me fais un devoir d'exprimer ici toute ma vive gratitude pour la grande bonté et l'extrême sollicitude qu'il n'a cessé de me témoigner. J'ai puisé dans son enseignement fécond, dans sa patience à m'initier aux difficultés de la technique miscrocopique, dans son esprit éminemment critique, une méthode de travail précise et rigoureuse que je m'efforcerai toujours à suivre. Sans lui, je n'aurais certainement pas eu les connaissances nécessaires pour tenter des recherches aussi délicates.

Je tiens à adresser tout particulièrement à mon distingué maître, M. le professeur Hayem, mes sentiments de très profonde reconnaissance pour le bienveillant intérêt qu'il me porte depuis des années. C'est d'après ses conseils que j'ai entrepris ces recherches dans son laboratoire de l'hôpital Saint-Antoine. Si j'ai été assez heureux pour ajouter quelques faits nouveaux à l'étude de la pathologie cellulaire des glandes de la muqueuse gastrique, le mérite principal en revient à mon maître. Par ses conversations fréquentes, au cours desquelles il m'exposait ses idées sur plus d'un point obscur ou controversé de la pathologie gastrique, il a su m'intéresser aux altérations du tube digestif. C'est à lui que je dois les quelques connaissances que je possède sur ce chapitre important de la pathologie générale. En remerciement, je ne puis lui offrir que mon affection sincère et respectueuse ; si jamais elle se modifie, ce sera pour s'accroître.

... Et voilà pourquoi ces trois noms distingués resteront à jamais gravés dans ma mémoire.

INTRODUCTION

L'étude anatomo-pathologique de la muqueuse gastrique est de date relativement récente. Les premiers auteurs qui s'en occupèrent, à cette période encore empirique que traverse toute science à son point de départ, se contentèrent de décrire les grosses altérations macroscopiques de cet organe. L'analyse histologique, en intervenant ensuite, fixa d'une façon plus rigoureuse le siège et la nature de ces lésions. Malheureusement les constatations microscopiques ne se firent que trop souvent sur des pièces d'autopsie traitées par une technique défectueuse. De là une cause d'erreur fréquente, qui exposa plus d'un observateur à considérer comme lésions pathologiques de simples altérations dues à des phénomènes d'auto-digestion post mortem. Aussi n'est-ce guère qu'à la suite du perfectionnement apporté dans les moyens d'investigation, et spécialement par mon éminent maître M. le professeur Hayem, que les recherches de cette nature se précisèrent. — « Je pratiquai, « nous dit-il, dans le délai le plus rapide de grands lavages « d'estomac avec plusieurs litres de liquide de Müller, puis, « une fois tous les résidus alimentaires et les sucs digestifs

« évacués, j'introduisais et je laissais dans la cavité une « quantité suffisante du même liquide fixateur. »

En procédant, en tête de ce mémoire, à une analyse sommaire des principaux résultats capables d'éclairer les grands problèmes anatomo-pathologiques de l'estomac, notre intention n'est pas de faire un historique complet de cette vaste question.

On trouvera dans les ouvrages spéciaux et particulièrement dans le *Traité de médecine* de Brouardel et Gilbert, tome IV, à l'article « Estomac » d'Hayem et Lion auquel nous empruntons une bonne partie de ce résumé, des indications très complètes. Nous estimons superflu de les reproduire ici.

Nous insisterons seulement sur les travaux dont nous pouvons dégager des données utiles pour l'étude, un peu spéciale, qui nous occupe.

C'est à H. Jones en 1853 qu'il faut remonter pour lire un essai sérieux sur l'histologie pathologique de la muqueuse stomacale. Il étudie le premier l'atrophie des follicules gastriques et publie la même année, dans le *British and foreign medico-chirurg. Review*, une étude sur la dégénérescence graisseuse. — W. Fox dès 1867 attire l'attention sur la dégénérescence graisseuse de la muqueuse digestive.

En Allemagne, Virchow, déjà en 1864, et plus tard Ebstein, en 1872, envisagent la dégénérescence graisseuse des glandes de l'estomac comme une lésion fréquente au cours des empoisonnements par le phosphore, le sublimé, l'alcool, l'arsenic, etc. Klebs, de son côté, en 1868, la décrit dans les maladies fébriles aiguës.

A la même date que Virchow en Allemagne, Émile Fabre en France expose, dans un mémoire très complet pour l'époque, ses idées sur la dégénérescence graisseuse dans l'empoisonnement aigu par le phosphore. Depuis, de nombreux auteurs, chez nous, enrichissent l'histoire de la stéatose consécutive à l'empoisonnement phosphoré. Cornil et Ranvier, pour ne citer que les plus connus, dès 1867 s'occupent de ce sujet. Déjà à cette époque figure dans le traité de *Médecine légale* de Tardieu, volume sur les empoisonnements, une planche où Cornil représente des glandes gastriques bourrées de granulations graisseuses. Du reste, dans la première édition de leur *Traité d'histologie pratique*, au chapitre Estomac, ils s'expriment en ces termes : « Nous devons indiquer ici une lésion des glandes « que nous avons eu l'occasion d'étudier plusieurs fois, la « dégénérescence graisseuse de leurs cellules épithéliales « à la suite de l'empoisonnement par le phosphore. Nous « ne voulons pas parler des empoisonnements par l'action « locale du poison sur l'estomac où il détermine des gan- « grènes et des ulcères, mais de l'intoxication générale qui « résulte de l'absorption d'une petite quantité de cette sub- « stance. En même temps qu'il se produit une dégéné- « rescence du rein, du foie, etc., les cellules épithéliales « des glandes sont alors remplies de granulations grais- « seuses ; la glande elle-même est plus volumineuse qu'à « l'état normal. La muqueuse est épaissie, jaune, opaque et « a subi par conséquent les mêmes désordres que le foie et « le rein sous la même influence toxique. »

Virchow comparait cette altération graisseuse à une adénite des glandes de la muqueuse et la considérait comme étant de nature inflammatoire. Cornil et Ranvier estimaient que le caractère inflammatoire de cette lésion était très discutable, et ils y voyaient, au contraire, une simple altération de dégénérescence. Si on introduit, disent-ils, un fragment de phosphore dans le tissu cellulaire sous-cutané ou dans une séreuse, il ne produit aucune réaction inflammatoire autour de lui. Il est possible, toutefois, ajoutent ces auteurs, que, dans certaines conditions qu'on ne peut pas toujours déterminer, le phosphore donne lieu à des lésions inflammatoires primitives de la muqueuse stomacale. Dans ce cas, il se formerait de l'acide phosphorique, qui alors agirait directement à la manière d'un agent caustique.

Fenwick, en 1877, publie un travail sur l'atrophie glandulaire. Chauffard, en 1882, parle de la dégénérescence granulo-graisseuse dans les manifestations gastriques de la fièvre typhoïde. Marfan, en 1877, déclare n'avoir jamais vu de dégénérescence graisseuse au cours des gastrites chez les tuberculeux.

Il nous est arrivé souvent, au cours de nos recherches bibliographiques, de rencontrer des auteurs, qui les uns affirmaient et les autres infirmaient l'existence de lésions stéatosantes des glandes gastriques, et cela même dans des affections pathologiques semblables. Cette contradiction est loin de nous surprendre. La possibilité d'une technique imparfaite suffirait, dans certains cas, à expliquer ce malentendu, surtout lorsqu'on se trouve en présence d'un début de métabolisme cellulaire.

Cette cause d'erreur mise à part, d'autres subsistent et qui ne sont pas les plus faciles à éviter dans l'étude de ces phénomènes complexes. Ainsi n'oublions pas que dans les maladies aiguës infectieuses, — prenons, si vous le voulez bien, comme exemple, la fièvre typhoïde, — la toxine typhique n'a pas la même virulence chez tous les sujets. Le désordre cellulaire que cette toxine déterminera sera donc fonction de sa virulence et du temps pendant lequel elle exercera son influence.

Or, nous qui avons une tendance à considérer la dégénérescence granulo-albuminoïde et la dégénérescence graisseuse comme deux stades différents d'un seul et même processus dégénératif, il nous est facile de comprendre comment les granulations qui remplissent normalement la plupart des cellules glandulaires peuvent, sous l'influence d'une toxine atténuée, subir une simple transformation granulo-albuminoïde, alors que soumis à l'action d'une toxine de même origine, mais beaucoup plus virulente, ces mêmes éléments granulaires iront au delà de ce stade et subiront un véritable métabolisme graisseux. Ce sera en quelque sorte le terme ultime d'un même phénomène.

Si cette conception n'a pas été confirmée, à notre connaissance du moins, par des observations positives, elle a, pour la soutenir, certaines constatations faites au cours de nos recherches et certains arguments émis par d'autres auteurs. Nous discuterons longuement cet intéressant problème de pathologie cellulaire dans la suite de ce mémoire.

Enfin, dans toutes ces questions de dégénérescences cellulaires, nous perdons trop souvent de vue l'état de la cellule avant le moment précis où elle a été touchée par la maladie qui produira la lésion pour laquelle nous aurons à l'examiner. Deux éléments vivants, l'un normal, l'autre déjà troublé au cours de l'existence, ne réagiront pas de la même manière vis-à-vis d'un même agent vulnérant. Ce dernier ne produira donc pas sur eux les mêmes altérations.

Voilà donc des raisons bien suffisantes, au milieu de tant d'autres que nous passons sous silence, pour expliquer plus d'une contradiction en anatomie pathologique et plus d'un désaccord entre cette science et la pathologie cellulaire.

Mais laissons là, pour le moment, ces considérations un peu spéciales et revenons à notre analyse bibliographique. A. Sachs, en 1888, constate chez des chiens intoxiqués par le tartre stibié une augmentation des cellules de bordures, avec hypertrophie, vacuolisation et multiplication du noyau de ces éléments. Korcynski et Jaworski, en 1881, décrivent dans plusieurs cas d'ulcères la persistance de la cellule de bordure et la destruction de la cellule principale. Nous n'insisterons par sur le mécanisme que ces deux auteurs font intervenir pour expliquer cette curieuse altération cellulaire.

M. le professeur Hayem, à partir de 1893, publie une série de notes et de mémoires sur les lésions des gastrites, l'histologie des néoplasmes, des ulcères, et dresse ainsi un important édifice dans lequel il remanie de fond en comble toute l'anatomie pathologique de l'estomac. Observateur rigoureux et méthodique, disposant d'un nombre considérable de pièces anatomiques prélevées au cours de diverses affections gastriques et fixées dans d'excellentes conditions, M. Hayem établit, le premier, une classification des gastrites, basée sur la relation qui existe entre la lésion histologique et l'évolution pathologique de la digestion. Il décrit en détail les lésions irritatives et dégénératives des éléments des appareils peptique et pylorique ; la transformation, par lésion irritative, des tubes pyloriques en tubes peptiques ; le mécanisme par lequel les gastrites mixtes aboutissent à la transformation muqueuse, etc. Enfin il estime que la dégénérescence graisseuse de l'estomac est plus rare qu'on ne le dit habituellement.

Pour sa part, il n'en a pas encore observé un seul exemple dans les diverses formes de gastrites. Il la croit spéciale à certains empoisonnements et particulièrement aux empoisonnements par le phosphore et le sublimé. C'est même pour élucider ce point que, sur le conseil de notre maître, nous avons repris dans nos recherches expérimentales l'étude de l'action du phosphore comparée à celle du bicarbonate de soude. Nous verrons, par la suite, ce qu'il convient de conclure à ce sujet.

Pilliet, en 1895, tente de nouvelles recherches sur l'action de certaines substances sur la muqueuse gastrique, et s'adresse, pour ses expériences, à diverses essences : essences d'absinthe, de reine des prés, de tanaisie, de géranium, d'anis, etc. Il les injectait dans l'estomac des lapins et déterminait ainsi des gastrites toxiques légères qu'il opposa aux gastrites toxiques profondes produites par les acides minéraux. Dans un premier degré il constata l'augmentation considérable des cellules de bordure. A un second degré il y a desquamation superficielle de la muqueuse. A un troisième degré, accroissement de la muqueuse, raccourcissement des tubes glandulaires, puis escarre et enfin, après son élimination, réorganisation de la muqueuse, les cellules glandulaires prenant le type caliciforme.

M. Hayem, en administrant à un chien à jeun des doses de 80 à 160 grammes d'alcool, avait constaté, lui aussi, que l'estomac était comme décapé et toute la partie superficielle était transformée en une escarre.

Enfin P. Hébert, en 1906, tente de nouvelles recherches sur les lésions d'ordre général qui se produisent dans la muqueuse gastrique au cours des infections. De ses expériences exécutées sur le rat, le cobaye, le lapin et rapprochées d'observations faites sur des estomacs humains il conclut que:

1° Dans les infections suraiguës expérimentales, à type septicémique, il y a des lésions parenchymateuses pures à caractère hyperplasique avec intégrité de la travée glandulaire; hypertrophie et multiplication des cellules bordantes, qui deviennent granuleuses; multiplication des cellules principales, qui se colorent avec intensité par les couleurs basiques et nucléaires (basophilie).

2° Dans les infections générales, aiguës, humaines (typhoïde, rougeole, etc.), ou expérimentales, il y a au contraire coexistence de lésions parenchymateuses et interstitielles; les secondes sont prédominantes et ont pour conséquence le remaniement et la dislocation de la travée glandulaire. Pas de multiplication ni d'hypertrophie des cellules principales et des cellules de bordure. Par contre, ces deux espèces de cellules ont une tendance à se colorer par les couleurs acides et basiques (amphophilie).

Dans un tout autre ordre d'idées, il convient de citer, comme nous intéressant particulièrement, les beaux travaux de Théohari sur la structure fine des cellules glandulaires de l'estomac à l'état normal et à l'état pathologique. Se plaçant à un tout autre point de vue que les auteurs précédemment mentionnés, il apporte un puissant appoint à la connaissance du mécanisme de la sécrétion glandulaire. Il établit les modifications de structure qui se rencontrent dans les cellules principales, de bordure et pyloriques à l'état de repos et d'activité sécrétoire. Il tente ensuite une étude sur les altérations fonctionnelles que subissent ces éléments glandulaires sous l'influence des toxines ou sous l'action de certains produits chimiques (iodure de potassium, salicylate de soude, arsenic, sublimé). En se livrant à de semblables recherches expérimentales, Théohari n'eut pas l'intention de démontrer la possibilité de produire des lésions cellulaires; il voulut établir avant tout: « la détermination du moment à partir duquel on peut dire qu'il y a état pathologique de la cellule ». Nous aurons souvent à revenir sur les importantes observations de cet auteur; aussi n'en dirons-nous pas davantage ici.

L'intention qui anime notre travail est un peu semblable à celle de Théohari. En faisant ingérer pendant des mois, à des chiens, du phosphore ou du bicarbonate de soude, nous ne nous proposions pas seulement de démontrer la possibilité de produire des lésions glandulaires de la muqueuse gastrique ; nous voulions en plus tenter de préciser la nature exacte de ces lésions cellulaires, essayer de fixer au dépens de quelles parties constitutives de la cellule glandulaire se produisent les premières modifications et voir enfin par quel mécanisme intracellulaire, ces altérations pouvaient aboutir à la dégénérescence et à la mort de la cellule.

De semblables recherches exigent au préalable certaines connaissance sur la cytologie normale. Aussi exposerons-nous dans un premier chapitre quelques notions générales sur la cellule. Nous développerons ensuite les faits essentiels que nous possèdons actuellement sur la cellule principale, de bordure et pylorique à l'état de repos et d'activité sécrétoire, ce qui nous entraînera à dire quelques mots du mécanisme de la sécrétion glandulaire. Enfin, avant d'exposer nos recherches personnelles et d'en tirer des conclusions, nous donnerons des indications sommaires sur la technique que nous avons suivie.

CHAPITRE PREMIER

CONSIDÉRATIONS GÉNÉRALES SUR LA CELLULE

Toute altération dans le fonctionnement d'un mécanisme exige la connaissance approfondie de celui-ci à l'état normal. Il est donc impossible de comprendre les divers processus de la pathologie cellulaire sans posséder au préalable des notions précises sur la cellule à l'état de santé parfaite.

Quelques considérations sur la constitution physico-chimique de la cellule en général s'imposent donc au début de ce travail.

Peut-on actuellement donner une définition de la cellule ? Pour notre éminent maître M. Henneguy, professeur au Collège de France :

« La cellule doit être considérée comme l'unité morpho-
« logique de la matière vivante, c'est-à-dire la forme élé-
« mentaire la plus simple sous laquelle puisse se présenter
« la matière organisée, de manière à manifester les pro-
« priétés vitales qui caractérisent les êtres vivants. »

De nos jours on a une tendance à se demander si la cellule est bien, en réalité, un organisme élémentaire dans le sens propre du mot. Des voix autorisées s'élèvent actuellement pour combattre énergiquement cette notion classiquement établie de l'individualité cellulaire. Les cytologistes ont de plus la tendance à voir dans la cellule un organisme complexe formé de plusieurs parties élémentaires. M. Henneguy le tout premier partage cette manière de voir et déclare que cela n'amoindrit en rien la théorie cellulaire, à laquelle il ne faut pas demander plus qu'elle ne renferme. Du reste, l'idée que la cellule n'est pas, à vrai dire, une unité morphologique, physico-chimique, est de date moins récente qu'on pourrait le croire. Déjà Béchamp, en 1867, avec sa théorie des microzymas, Haeckel avec sa conception des plastidules battirent en brèche la notion de l'individu cellule.

Altmann, dès 1886, se basant sur des observations plus précises, déclara que l'unité morphologique de la matière vivante n'est pas la cellule. Établissant sa fameuse théorie des bioblastes, il crut démontrer que l'unité morphologique de la matière organisée se présente sous l'aspect d'une granulation que l'on peut mettre en évidence par une méthode spéciale de fixation et de coloration. Cette granulation « organisme élémentaire » constitue, selon lui, le substratum de toutes les manifestations vitales et mérite pour cette raison le nom de *bioblastes*.

Pour Altmann, les cellules ne seraient donc que des colonies de bioblastes ; mais, à côté de ces bioblastes vivant en colonies, il en existe d'autres qui vivent d'une existence indépendante, ce sont les micro-organismes (bactéries, microbes) qu'il désigne sous le nom de « bioblastes autoblastes », par opposition avec les « bioblastes cytoblastes », c'est-à-dire associés.

Altmann insiste beaucoup sur le fait qu'il ne faut pas envisager comme identiques les cytoblastes et les autoblastes.

Il déclare catégoriquement, à ce propos, « que les cel-« lules ne se forment pas par agglomération de granula, « mais se sont constituées de cette façon pendant des « périodes historiques qui sont propres aux éléments « microscopiques aussi bien qu'aux formations grossières « des êtres vivants ». L'identité n'existe donc que si l'on se place au point de vue phylogénétique. Aujourd'hui les bioblastes associés ne peuvent plus vivre d'une vie indépendante. Enfin, pour cet auteur, le noyau, lui aussi, serait construit de la même manière.

Toute séduisante que semble être la théorie d'Altmann, elle ne cadre pas avec tous les faits ; aussi a-t-elle été battue en brèche par les cytologistes contemporains les plus autorisés. Ces derniers veulent substituer à la théorie cellulaire de Schwan et Schleiden une théorie dite du symplaste. Celle-ci a certainement plus de raison d'être que les microzymas ou les bioblastes. Elle répond même mieux que la théorie cellulaire aux connaissances générales sur l'évolution de la matière vivante.

Cette théorie fait jouer au noyau le rôle prépondérant, la membrane cellulaire ne devenant plus une nécessité pour l'individualité de la cellule. La cytologie est effectivement riche en exemples de cellules qui ne sont pas toujours séparées les unes des autres complètement sur tout leur pourtour. Ce fait se rencontre dans les syncytiums.

Malgré toutes ces conceptions nouvelles sur l'individualité de la cellule, tendant à substituer une autre théorie à celle de l'ancienne théorie cellulaire, nous continuerons ne serait-ce que pour la commodité d'une description rapide, à envisager, avec M. Henneguy, la cellule comme l'unité morphologique de la matière vivante.

Dans toute cellule on doit considérer deux parties constitutives, le protoplasma ou corps cellulaire et le noyau.

A ces deux parties essentielles viennent se surajouter la membrane cellulaire et tous les produits dérivés du corps cellulaire (enclaves, centrosomes, noyaux accessoires, sphères attractives, etc.).

§ 1. — Le corps cellulaire ou cytoplasme.

C'est Purkinje le premier, en 1840, qui donna le nom de *protoplasma* à la substance vivante. Beale, en 1862, lui substituale terme de *bioplasma* ; Kölliker et Haeckel, celui de *cytoplasma*. Flemming, renonçant à définir le protoplasma, lui substitua le nom de *corps cellulaire*. Il est difficile, pour ne pas dire impossible, de définir le protoplasma.

Effectivement, comme le fait observer avec raison M. Henneguy, pour définir un corps il faut qu'il présente des caractères constants dans des circonstances données, ce qui n'est pas le cas pour le cytoplasma, corps essentiellement variable.

Pendant longtemps, le protoplasma était considéré comme dépourvu de structure. Avec le perfectionnement du microscope et les progrès de la technique histologique, on s'aperçut que la matière vivante avait au contraire une structure des plus compliquées.

Indépendamment de la structure morphologique, le cytoplasma présente une constitution physique ou moléculaire que l'objectif le plus puissant n'est pas en état de mettre en évidence. Du reste, Heidenhain faisait observer avec raison qu'il n'y a qu'une différence de degré et non de nature entre la structure physique et la structure morphologique de la matière vivante. Cette dernière n'est que l'amplification de la structure physique.

Examiné à l'état frais, le protoplasma se présente sous l'aspect d'une masse visqueuse, semi-fluide, incolore, réfringente, douée d'une forte cohésion, de plasticité et d'élasticité.

En plus de ces caractères physiques il présente des caractères chimiques qu'il est impossible de définir comme une entité de constitution fixe.

Les premières recherches sur la chimie du protoplasma remontent à Schwartz qui, en 1887, lui reconnut une réaction alcaline. A. Meyer, en 1890, conteste cette réaction. Pfeffer, Ehrlich et d'autres, partant de l'électivité spéciale du bleu de méthylène pour certaines fibres nerveuses vivantes, démontrèrent que l'oxygène est nécessaire pour que cette réaction se produise, mais il faut, en plus, que les fibres nerveuses présentent une réaction alcaline.

Beaucoup d'autres auteurs ont tenté des recherches sur la constitution chimique du protoplasma, nous ne pouvons pas les passer tous en revue ici. Disons seulement que, d'après Detner et d'autres, le protoplasma vivant n'a sûrement pas les mêmes caractères chimiques que le protoplasma mort; l'albumine vivante devant avoir une constition moléculaire toute différente de l'albumine morte.

Enfin, c'est en 1890-1891 que M. Gautier et Ehrlich démontrèrent le pouvoir réducteur du protoplasma. Ainsi, selon Gautier, le « protoplasma de la plupart des cellules « de l'économie est essentiellement réducteur ; il édifie, « sécrète et organise ses produits spéciaux à l'abri de « l'oxygène et ce n'est que dans une phase finale, phase « essentiellement désassimilatrice et productrice d'éner- « gie sensible, que l'oxygène concourt à détruire les pro- « duits créés durant la première phase, la phase anaéro- « bie ».

Cet aperçu rapide sur les principaux caractères chimiques de la cellule étant bien établis, voyons quelles sont les connaissances que nous possédons sur la nature et la constitution moléculaire des substances qui entrent dans la formation même de la matière vivante.

Prenant estime que l'on peut grouper en six classes les diverses substances trouvées dans les cellules :

1° Celles qui jouent un rôle alimentaire et qui s'incorporent à la matière vivante après avoir subi des transformations variées : ce sont les sels minéraux, les graisses, les hydrates de carbone.

2° Celles qui sont, par transformations des matières protéiques du protoplasma, considérées comme des produits de désassimilations ;

3° Celles qui sont mises en réserves pour être utilisées tôt ou tard (glycogènes, graisses, amidons, etc.) ;

4° Des substances spéciales à certaines cellules adaptées à des fonctions définies ; par exemple : les lécithines et les protagons des cellules à myéline, l'hémoglobine des hématies, etc. ;

5° Les substances de soutien (élastinie, osséine, kératine, etc.);

6° Enfin les substances qui elles seules, selon Prenant et Kossel, sont les véritables constituants chimiques primaires du protoplasma parce qu'on les retrouve dans toutes les sortes de cellules. Ce sont : certains éléments minéraux, les lécithines, les cholestérines, les matières protéiques (protéides et surtout les phosphoprotéides).

Les substances de cette dernière classe, seuls constituants primaires de la cellule, nous arrêteront quelques instants ici. Elles sont utiles à connaître pour saisir les divers processus de la pathologie cellulaire.

Toute cellule est constituée par de l'eau, des corps minéraux, des glycogènes, des cholestérines, des lécithines et des protéides.

L'*eau* fait partie constitutive de la cellule. Il y a longtemps qu'Hoppe-Seyler formula cette constatation en disant « que tout élément vivant, vit dans l'eau et même dans l'eau « courante ».

Remarquons, cependant, avec Rhumbler que cette eau n'est pas intramoléculaire. Le protoplasma n'est pas un hydrate de protoplasma. Son eau est une eau d'imbibition, elle est physique et non chimique.

Les *corps minéraux* qui entrent dans la composition de tout protoplasma deviennent de plus en plus nombreux, au fur et à mesure que les méthodes d'investigations de la chimie biologique se perfectionnent.

Ils ne se trouvent pas dans la cellule à l'état d'éléments simples ; les uns se combinent aux molécules protéiques pour former les albuminates, les nucléinates; les autres s'y rencontrent à l'état de sels minéraux.

Les plus répandus sont les phosphates bipotassiques, les sels de magnésie, de calcium, enfin le chlorure de sodium. Le soufre, l'iode, le phosphore, le fluor même et bien d'autres minéraux encore ont été constatés dans la cellule. Du reste, chaque jour la liste de ces substances s'allonge.

Les *glycogènes* sont peut-être bien plus des réserves que des éléments constitutifs de la cellule. Ce sont des substances ternaires, c'est-à-dire formées d'oxygène, d'hydrogène et de carbone dont la constitution moléculaire répond à la formule générale $C^6(H^2O)^5$. Ils possèdent la propriété de donner par hydratation des sucres (glucoses). Le rôle important que les glycogènes jouent dans les fonctions de réserves de la cellule hépatique sont trop connus de tous pour que nous y insistions.

Les *cholestérines* sont aussi des substances ternaires sur la nature desquelles on n'est pas très fixé. La bile, le jaune d'œuf, les éléments nerveux en renferment. Dans ces dernières années on a fait voir que les cholestérines associées à d'autres substances, telles que des éthers et des substances dites lipoïdes, joueraient un rôle important au point de vue du transport des graisses dans l'économie, exerçant ainsi une action antitoxique. Les lipoïdes, effectivement, sont des substances formées d'une partie grasse qui sert de véhicule et d'une partie active complexe, les antitoxines, ces dernières formées surtout d'oxy-cholestérine. Ces corps lipoïdes ont la propriété de se dissoudre dans l'éther, la benzine, le chloroforme et contiennent aussi du phosphore organique à l'état de phosphatides.

Un autre caractère de ces corps lipoïdes, c'est d'être insolubles dans l'eau ; mais quand ils sont en présence de certains composés phosphorés, ils peuvent alors former avec l'eau des solutions colloïdales.

C'est à cet état colloïdal que les lipoïdes devraient vraisemblablement leur activité particulière.

Nous verrons ultérieurement quel est le rôle que l'on a voulu attribuer aux lipoïdes dans les phénomènes de dégénérescences graisseuses.

Les *lécithines* sont des graisses phosphorées qui ont pour base de constitution la glycérine alcool triatomique. Or, on sait que l'acide phosphorique triatomique peut donner avec la glycérine trois phosphines. Si nous partons de la monophosphine, et si nous imaginons que les deux oxhydriles alcooliques soient remplacés par deux restes d'acides gras (exemple de l'acide stéarique), on obtient un composé qui, en agissant sur une base organique azotée comme le choline, donnera une lécithine distéarique. Cette réaction indique nettement qu'il y a toute une série de lécithines différentes les unes des autres, d'abord par l'espèce de la base azotée combinée au groupe phosphoré et ensuite par la nature des acides gras. Les lécithines des tissus animaux sont généralement des lécithines distéariques.

Le rôle que joue la glycérine dans la constitution des lécithines indique la proche parenté qu'elles ont avec les graisses, dans lesquelles les trois fonctions alcooliques de la glycérine sont éthérifiées par des acides gras (acides stéariques, palmitiques, oléiques).

Dans les lécithines, deux seulement des fonctions alcooliques de la glycérine sont éthérifiées par ces acides gras, la troisième est combinée à l'acide phosphorique qui fixe l'autre fonction acide à une base, la choline.

Les physiologistes s'accordent à dire que presque toutes les cellules renferment des lécithines, se basant sur les relations de ces dernières avec les protéides phosphorés, dont elles sont un stade de dédoublement.

Les *matières protéiques* sont les constituants les plus importants de la cellule. Ce sont des corps fort complexes qui doivent être envisagés comme des combinaisons d'albumine ou de globuline avec d'autres groupes moléculaires. Parmi eux, les véritables constituants de la matière sont les protéides phosphorées qui toutes renferment du phosphore.

Il existerait deux groupes de phosphoprotéides :

Les nucléoprotéides, qui seraient les constituants du noyau, et les nucléoalbumines ou cytoprotéides, mises en évidence par Kossel et qui se trouvent dans le cytoplasma.

M. Prenant, à qui nous empruntons toutes ces notions, insiste beaucoup sur la distinction qui existe entre ces deux groupes de phosphoprotéides. Elles ont, selon lui, une signification physiologique capitale. Voici, du reste, comment il s'exprime à ce sujet dans son traité d'histologie :

« On s'accorde à considérer aujourd'hui les nucléines « du noyau comme la source de l'acide urique ; tandis que « les cytéines du cytoplasma ne sauraient fournir de l'acide « urique.

« S'il en est bien ainsi, le noyau apparaît comme l'unique « facteur de la désassimilation azotée ; le noyau serait ainsi, « grâce à ses nucléoprotéides, l'agent de toute la circulation

« de l'azote à travers les organismes. Bien entendu, les « matériaux que remanie le noyau lui sont d'abord pré« parés par le cytoplasma qui peut les amener à l'état de « cytoprotéides phosphorées ; mais la dernière phase de la « synthèse aboutissant aux nucléoprotéides n'est réalisée « que dans le noyau. L'étude chimique de la substance cel« lulaire concorde donc à merveille avec l'étude morpho« logique, pour aboutir à la conception générale du dua« lisme symbiotique des deux substances, nucléaire et « cytoplasmique. »

Ne se plaçant pas toujours dans les mêmes conditions d'observations, les auteurs accordèrent au corps cellulaire des structures morphologiques variées. Les théories surgirent alors rapidement et devinrent bien vite innombrables. Ces théories peuvent cependant se ramener au nombre de quatre :

La théorie *granulaire*, *filaire*, *réticulaire* et *alvéolaire* A chacune d'elles se rattache un nom autorisé de la cytologie.

1° *Théorie granulaire.* — Émise par Altmann (1890), comme nous avons déjà eu l'occasion de le dire en discutant de l'individualité cellulaire, est un peu la théorie rajeunie de Béchamp (1867) sur les microzymas. Elle a pour elle d'être appuyée sur des observations nombreuses.

En utilisant certains procédés de fixation et de coloration, Altmann constata des faits intéressants. Le liquide fixateur auquel il donna la préférence est le mélange de bichromate de potasse et d'acide osmique. Les coupes sont ensuite colorées par la fuchsine acide et décolorées par l'acide picrique. Par cette méthode, Altmann mit en évidence, dans de nombreuses cellules, de fines granulations fuchsinophiles, les bioblastes. Étendant ses observations au noyau, il lui décrivit une structure identique à celle du cytoplasma. D'après ces observations, le corps cellulaire se résoudrait donc comme terme ultime de composition, en fines granulations séparées par une substance intergranulaire. De nombreuses objections furent faites à la théorie d'Altmann, ce n'est pas la place ici de les énumérer. Disons seulement que, comme toute théorie, elle pèche par le besoin de vouloir trop la généraliser à des faits observés dans des conditions qui ne sont pas semblables.

2° La *théorie filaire*, émise par Flemming, admet dans le protoplasma la présence de fins filaments isolés ou anastomosés entre eux (mitomes). Entre ces filaments, il existerait une substance intercalaire (paramitome).

3° La *théorie réticulaire*, qui peut se rattacher à la théorie filaire, admet que le cytoplasma est constitué par de fins filaments disposés en réseaux (réticulum ou spongioplasma) ; entre les mailles de ce réseau, il existerait une substance plus liquide, l'hyaloplasma, synonyme du paramitome de Flemming. C'est Heitzmann, en 1873, qui contribua fortement à soutenir cette conception sur la structure morphologique de la matière vivante. A vrai dire, cette théorie diffère peu de la précédente. Certains observateurs se sont même demandé si ce ne sont pas là deux interprétations différentes d'une même image. Flemming lui-même, en établissant sa théorie des mitomes et du paramitome, reconnut que dans certaines conditions les filaments pouvaient être disposés en réseau ; il est vrai qu'il expliquait cette apparence par le pelotonnement d'un filament unique.

4° La *théorie alvéolaire*, étayée sur des constatations faites sur le protoplasma vivant, et sur des tentatives expérimentales cherchant à reproduire artificiellement sa structure, a été émise par Bütschli en 1892. Cet auteur, en mélangeant, par exemple, de l'huile d'olive épaissie et du chlorure de sodium à du carbonate de potasse ou à du sucre de canne, de manière à avoir une pâte épaisse, mise ensuite dans de la glycérine et examinée à un fort grossissement, a vu ce mélange se présenter sous l'aspect d'innombrables alvéoles avec épaississement aux points nodaux.

Cette théorie, quoique fort ingénieuse, est très attaquable ; nous n'exposerons pas ici tous les arguments émis contre elle.

Ces diverses façons d'envisager la structure du protoplasma sont loin d'être à l'abri de toute critique.

Fischer croit qu'elles ne répondent pas toujours à des figures naturelles, mais bien plutôt à des artefacts (productions artificielles). Si Fischer a raison dans beaucoup de cas, son objection tombe cependant devant les constatations faites sur le protoplasma vivant.

Du reste, n'oublions pas de faire remarquer qu'une même cellule peut montrer tour à tour une structure granulaire, fibrillaire, alvéolaire, suivant qu'on l'observe à tel ou tel moment de son activité fonctionnelle. Sur les cellules principales, plus que partout ailleurs, il est facile de constater ces modifications structurales incessantes, et toujours en rapport avec les différentes phases de l'activité sécrétoire.

De toutes les recherches entreprises sur la matière vivante on peut dégager les conclusions générales suivantes. Le protoplasma est toujours formé de deux substances : l'une figurée et l'autre amorphe. Que la substance figurée soit une granulation, un mitome ou un réticulum (spongioplasme) ; que la partie amorphe soit désignée comme une substance intergranulaire, un paramitome ou une substance réticulaire (enchylème ou hyaloplasme), la dualité des parties constitutives du protoplasma n'en reste pas moins un fait bien établi maintenant.

Cette distinction ne signifie pas que ces deux parties sont partout semblables à elles-mêmes. Il est certain que dans une même cellule toutes les travées de l'enchylème ne sont pas identiques. Nous aurons à décrire ultérieurement dans les cellules principales observées aux différents moments de la digestion des variations manifestes.

C'est ainsi que nous verrons les travées du spongioplasme s'épaissir en certains points, réagir autrement vis-à-vis des matières tinctoriales, se différencier dans la région basale de la cellule en un feutrage serré constitué par des filaments basaux, que Théohari, comme nous le constatons plus loin, a fort bien décrit dans la cellule principale et que Garnier et d'autres observateurs rencontrèrent dans la majorité des cellules à ferments (glande sous-maxillaire, pancréas, etc.). Ces filaments sont plus tortueux, plus épais que ceux qui forment la trame ordinaire du corps cellulaire ; ils se colorent d'ailleurs d'une façon particulièrement énergique par l'hématéine, la safranine ou le vert lumière.

Garnier et Bouin donnèrent le nom d'ergatoplasma (1) à la matière qui compose ces filaments basaux, parce qu'on

(1) Du grec εργαχομαι, travailler en élaborant.

les trouve dans les cellules sécrétoires qui élaborent une substance quelconque et qu'elle ne s'y constate qu'au moment de la préparation de cette substance.

Théohari, dans certaines cellules glandulaires du rein, a observé que la partie basale de ces éléments est décomposée en bâtonnets parallèles que l'on peut apparenter aux filaments ergatoplasmiques. Strasburger, dans certaines figures de division, a décrit autour du corpuscule central une zone où le protoplasma est plus sombre (archoplasma). Il partirait, de cet archoplasma, des fibres plus épaisses que celles qui occupent le reste de la cellule. Ces différenciations fibrillaires sont connues sous le nom de kinoplasma. Ce sont encore des protoplasmas supérieurs.

Les *nebenkerns* (noyaux accessoires), constatés dans beaucoup de cellules par Platner, Hermann, Ogata, Eberth, le *noyau vitellin* (Dotterkern), fort bien étudié chez les œufs de myriapodes et d'araignées par mon regretté maître Balbiani, renferment dans leurs constitutions une substance voisine de l'ergatoplasme. Nebenkern et Dotterkern représentent donc une sorte de résidu de l'ergatoplasme.

Il résulte de ces quelques exemples que dans les cellules en division, aussi bien que dans celles qui sont en activité sécrétoire, ou en activité reproductive (œufs), il s'est différencié une substance distincte du protoplasma ordinaire. On pourra qualifier cette substance de *protoplasma supérieur*, parce qu'elle est surtout évidente dans toutes les circonstances où l'activité de la cellule est exaltée (cellule glandulaire en voie d'élaboration) et où par conséquent le protoplasma prend une qualité vraiment supérieure. Prenant exige du protoplasma supérieur les caractères suivants :

« 1° Il doit être formé d'une substance spécialement chro-
« matique, mais autrement chromatique que la chromatine
« du noyau (cytochromatine); 2° il sera figuré et représenté
« par des corps de formes variées des cytosomes (pseudo-
« chromosomes) pour les distinguer des chromosomes du
« noyau; 3° il jouera un rôle prépondérant dans les divers
« actes de la vie cellulaire; 4° sa destinée sera enfin de
« disparaître, son rôle accompli, laissant souvent comme
« résidu des corps variés (Nebenkern). »

Cette intéressante conception du protoplasma supérieur était nécessaire à exposer ici; elle nous permettra de comprendre le mécanisme de l'activité sécrétoire des diverses sortes de cellules glandulaires. Nous aurons plus d'une fois à utiliser ces données lorsque nous étudierons les modifications structurales si complexes qui se manifestent dans les cellules principales au cours des digestions.

§ 2. — Deutoplasma.

Avant de passer à l'étude du noyau, nous devons dire deux mots de productions qui jouent un certain rôle dans la vie du protoplasma.

Ces produits, qui sont en quelque sorte des réserves, ont été désignés sous le nom général de deutoplasma par Van Benenden. L'amidon, la graisse, le glycogène, pour n'énumérer que les principaux, sont de ces formations. Il ne faut pas croire que ces substances s'installent d'emblée dans la cellule avec les caractères chimiques et physiques que nous sommes habitués à leur voir prendre, lorsque nous constatons leur présence. Pendant longtemps on se borna à décrire ces productions sans chercher à savoir par quel mécanisme elles prenaient naissance dans la cellule. Dans ces dernières années, au contraire, depuis les intéressantes études de Prenant et de ses élèves sur le protoplasma supérieur, né lui-même du protoplasma ordinaire, on admet que c'est sous l'influence de ces protoplasmas hautement différenciés (ergatoplasma, kinoplasma) que ces substances naissent dans la cellule. Ils font alors partie de la structure du plasma, par exemple sous forme de fines granulations dans l'épaisseur même des travées cytoplasmiques. Puis, l'activité cellulaire continuant son travail de transformation et d'élaboration, ces productions se différencient de plus en plus et finissent par être constituées sous leur forme chimique et physique définitive. Elles grossissent alors, se séparent du corps cellulaire ; du liquide se répand autour d'eux, creusant une « vacuole de sécrétion », dans laquelle ils sont contenus et qui forme une maille de la charpente cytoplasmique; elles représentent ainsi les enclaves ou « inclusions ».

Nous n'énumérons pas toutes les sortes d'enclaves qui peuvent se rencontrer dans le cytoplasme. Disons seulement que c'est au niveau des granula d'Altmann que se fait la synthèse de la graisse et son dépôt sous forme de gouttelettes. Indépendamment des enclaves graisseuses qui proviendraient ainsi de la transformation des granula, il y a dans les cellules à ferments des grains de préferments ou zymogènes qui sont, eux aussi, des sortes d'enclaves.

§ 3. — Le noyau.

C'est Robert Brown, en 1831, qui attira le premier l'attention sur l'importance du noyau dans la cellule. Depuis cette époque déjà bien lointaine, les travaux sur cette partie de la cytologie se succédèrent sans relâche. De cet ensemble considérable de recherches sur le noyau nous ne retiendrons que quelques notions générales sur sa structure et sa composition chimique. Nous passerons donc sous silence tout ce qui touche à sa taille, à sa situation dans la cellule, ainsi que tout ce qui concerne son rôle dans la division cellulaire.

Le noyau présente une structure morphologique très semblable à celle du cytoplasme.

Effectivement, le corps nucléaire, tout comme le corps cellulaire, est formé de deux substances différentes : une substance figurée de réfringence plus forte qui est la charpente nucléaire (karioplasme), et une substance amorphe, le suc nucléaire.

Le *karioplasme* (kariolinine de Waldeyer), d'après la majorité des auteurs, est disposé en réseau avec des épaississements aux points nodaux. Il a, vis-à-vis des matières colorantes, une électivité toute particulière. Cette électivité serait due à ce que la charpente nucléaire est surtout constituée par une substance spéciale, la chromatine.

Zacharias et Schwartz, partant du fait établi par Miescher que les alcalins dissolvent la chromatine, traitèrent des noyaux de la même manière et virent, après disparition de cette dernière substance, apparaître un fin réseau de filaments que n'attaquait ni les alcalins, ni les acides et auxquels filaments ils donnèrent le nom de plastine nucléaire ou linine. Schwartz considère ces filaments de linine comme formant la charpente du noyau. Cette charpente contiendrait dans son épaisseur une autre substance, la chromatine.

Heidenhain, poussant ces investigations plus loin, distingua deux sortes de chromatine. L'une, qui se colore par les couleurs d'aniline basique (safranine, vert de méthyle), serait la basichromatine. L'autre, qui a la forme de granules, se colore seulement par les colorants acides (fuchsine, rubine) : c'est l'oxychromatine ou lanthanine. Heidenhain croit que ce sont là deux états d'une même matière. Disons, enfin, que Miescher a donné le nom de nucléine à une substance qui constituerait la majeure partie de la chromatine et qui serait une substance protéique renfermant une forte proportion de phosphore.

Enfin, les nucléoles seraient constitués par une matière désignée sous le nom de pyrénine. Le terme d'amphypyrénine étant réservé à la substance constitutive de la membrane nucléaire.

Le *suc nucléaire* (paralinine), ou encore achromatine de Flemming, est un mélange complexe; on y rencontre quelquefois des enclaves, graisses, etc.

En résumé, le noyau est constitué par une substance fondamentale, réfringente, figurée, vraie charpente nucléaire formée de filaments disposés en réseaux. Sur ces filaments de linine serait appliquée pour les uns la chromatine qu'elle envelopperait complètement. Pour les autres, la chromatine se disposerait sous forme de grains à l'intérieur du réseau plastinien (Balbiani, Strasburger). A vrai dire, le rapport des masses chromatiques avec la charpente plastinienne n'est pas établi.

Dans l'intérieur des mailles formées par la charpente nucléaire, se trouve le suc nucléaire, avec les nucléoles en nombres variables et qui n'ont jamais de connexion avec la charpente plastinienne, ce qui explique les déplacements qu'ils peuvent offrir.

Enfin, cet ensemble est enveloppé d'une membrane nucléaire, sur la constance de laquelle on a longuement discuté.

Une question se pose tout naturellement à la fin de ces considérations générales sur la cellule.

Quelle est la signification du noyau dans la physiologie de la cellule ? Malgré de nombreuses tentatives faites pour élucider cette importante question, son rôle reste des plus obscurs. Nussbaum, Korschelt, Bruno Hofer, pour ne citer que les principaux, enrichirent sur ce point la science de quelques faits intéressants ; mais c'est surtout à G. Balbiani que nous devons les observations les plus fructueuses.

L'éminent professeur du Collège de France s'adressa pour cela à des êtres unicellulaires, les infusoires. Il choisit de préférence des ciliés de grande taille de 1 millimètre à 0 mm. 3, tels que les stentors, qu'il parvint à diviser en deux ou plusieurs fragments à l'aide d'une petite lancette d'oculiste. Balbiani donna même à cette méthode d'investigation le nom de « mérotomie ». Il fit voir que le noyau est indispensable à la vie du cytoplasma, tout comme le cytoplasma est nécessaire à la vie du noyau. Ces deux parties sont donc unies, suivant l'expression de Watasé, « en une symbiose cellulaire » formant, suivant Hartog, une « raison sociale ».

§ 4. — Dégénérescence et mort de la cellule.

Nous savons que même dans les conditions normales certaines cellules de l'organisme meurent. Les cellules épidermiques qui se kératinisent, les cellules de différents appareils glandulaires du type holocrine en sont des exemples classiques.

Nous savons encore que, sous l'influence d'agents morbides variés, la cellule meurt aussi. Mais que cet anéantissement de la cellule soit le terme ultime d'un acte physiologique accompli, ou la conséquence d'altérations pathologiques plus ou moins profondes, il représente toujours la terminaison des différentes espèces de métamorphoses ou de dégénérescences. Pendant la mort lente et progressive de la cellule, il se passe en elle un ensemble de phénomènes représentés par toute une série d'aspects pathologiques variés et qui furent désignés par Klebs, Virchow, Israël, Schultz sous le nom de nécrobiose. On a décrit de nombreux processus nécrobiotiques, depuis ceux qui peuvent se produire aussi bien dans les conditions normales que pathologiques (nécrobiose histologique), jusqu'à ceux qui seuls nous intéressent ici, les nécrobioses métamorphotiques. Dans ces nécrobioses métamorphotiques, la cellule, avant de mourir, voit ses manifestations vitales se pervertir, le méta-

-bolisme cellulaire se trouve dévié. Les histo-pathologistes désignent ces perturbations sous le nom de dégénérescence. La plus importante de toutes, à cause de son extrême fréquence, est la dégénérescence graisseuse.

Chaque fois qu'une cellule présentera une teneur en graisse supérieure à la normale ou qu'une cellule dépourvue normalement de graisse en contiendra, on dira qu'elle est en état de métamorphose graisseuse.

Nous ne nous attarderons pas ici sur les différences que les anatomo-pathologistes se sont crus obligés d'établir entre la dégénérescence et l'infiltration graisseuse. Ce sont là des distinctions qui semblent sérieusement compromises depuis les recherches récentes sur les corps lipoïdes. Nous expliquerons ultérieurement le rôle que l'on a voulu faire jouer à ces substances dans la dégénérescence graisseuse.

La nécrobiose étant la série des aspects pathologiques que présente une cellule avant de mourir, possédons-nous quelques données sur la façon dont le noyau et le cytoplasme se comportent au cours de ces processus ?

On sait que le noyau se modifie graduellement dans sa structure, sa forme s'altère, ses réactions à l'égard des matières colorantes se troublent, soit que la chromatine se condense, soit qu'il présente une sorte de dissolution de cette substance dans le corps cellulaire.

Le cytoplasme devient granuleux homogène, on ne peut plus mettre en évidence son réticulum. Il finit par présenter une affinité anormale pour certaines substances colorantes.

Arnheim explique ces modifications du protoplasma par une espèce de lessivage continuel des produits chromatiques, dû à ce que la mort surgissant, ces matières se dégagent de leur combinaison dans le noyau et entrent en solution dans le cytoplasme.

Enfin, on a beaucoup discuté pour savoir si les processus nécrobiotiques commencent par le noyau ou par le corps cellulaire.

Pfitzner, Arnold, Liebermann placent au premier rang les altérations nucléaires. Les observateurs actuels semblent être d'un avis contraire. M. L. Launay, dans un mémoire paru en janvier 1909 dans les *Annales de l'Institut Pasteur*, a fait connaître des observations intéressantes sur l'autolyse aseptique du foie. Pour lui, les altérations cellulaires ainsi obtenues sont précoces ou tardives. Les premières se caractérisent par des perturbations du côté du cytoplasma. Ces perturbations se manifestent par la formation de plasmosomes, par la précision plus grande du réseau protoplasmique et la dilatation de ses mailles allant quelquefois jusqu'à la vacuolisation. Le noyau reste intact. Quant aux altérations tardives, ce sont les seules qu'il faut considérer comme étant l'expression véritable de la nécrose autolytique ; elles sont cytoplasmiques et nucléaires. En résumé, ce ne sont pas les altérations nucléaires qui sont primitives, mais bien les altérations cytoplasmiques.

CHAPITRE II

ÉTUDE SUR LES CELLULES PRINCIPALES DE BORDURE ET PYLORIQUES A L'ÉTAT DE REPOS ET D'ACTIVITÉ SÉCRÉTOIRE.

1° **Cellule principale au repos.** — Heidenhain le premier a établi l'existence de deux sortes de cellules glandulaires dans la muqueuse gastrique, au niveau du grand cul-de-sac. Il créa le terme de cellules principales alors que Rollet, presque à la même époque, les désigna sous le nom de cellules adélomorphes.

Ces cellules sont des éléments cylindriques ou cubiques qui, à l'état de jeûne, présentent un cytoplasma clair ou faiblement granuleux. Le noyau, toujours facilement colorable, occupe la portion basale de la cellule. Examiné de plus près, le cytoplasme apparaît avec une structure réticulaire des plus nettes. Entre les mailles de ce réticulum existe une substance hyaline qui, pendant la période de jeûne, contiendrait, suivant Langley, de grosses granulations uniformément répandues dans toute l'étendue de la cellule. C'est à Théohari que nous devons les acquisitions les plus récentes sur les modifications structurales qui se passent au sein de ces cellules pendant ces différents moments de la digestion. Il a, en outre, appliqué ces données à l'étude de ces mêmes éléments à l'état pathologique. Pour cet auteur, la cellule principale subit des modifications structurales très variables sous l'influence du jeûne prolongé suivant que l'on s'adresse à des animaux vigoureux ou à ceux qui ne le sont pas. Chez des chiens délicats ayant jeûné de 4 à 8 jours, il constate que les cellules principales sont claires, leur cytoplasma présente un fin réticulum avec épaississement au niveau des points nodaux. Ce réticulum n'offre aucune différenciation dans sa structure, entre le noyau et la base de la cellule. Le noyau est placé à l'union du tiers externe avec les deux tiers internes de la cellule. Il n'y constate aucune granulation nettement différenciée (coloration fuchsinophile, méthode d'Altmann).

Au contraire, chez les chiens vigoureux qui n'ont jeûné que deux jours, les cellules principales présentent une zone basale sombre teintée en bleu violet par les colorations combinées, à l'hématéine et à la fuchsine acide ; il y a constaté, en outre, des traînées de fines granulations rouges empiétant sur la partie claire de la cellule, qui est constituée par un réticulum fortement teinté en bleu par l'hématéine. La portion basale, à part les quelques traînées rouges, présente un aspect homogène.

2° **Cellule principale à l'état d'activité sécrétoire.** — C'est encore à Heidenhain qu'il faut remonter pour trouver les premières remarques sur l'étude de ces éléments dans le cours du travail digestif. Pour lui, à partir de la première heure de la digestion, les cellules principales augmentent de volume, se remplissent de granulations colorables par le bleu d'aniline. Ces modifications arrivent à leur maximum vers la quatrième heure, puis ces cellules, tout en restant troubles, diminuent de volume, et à la huitième heure de la digestion elles augmentent de nouveau de volume, redeviennent claires et se rapprochent de l'apparence qu'elles ont à l'état de jeûne.

Mais, c'est Langley le premier (1882) qui découvrit dans les cellules principales en activité sécrétoire une zone externe granuleuse avec granulations dans les mailles du réseau et une zone interne claire.

Deux heures après un repas, les cellules principales du chien, selon Théohari (1199-1900), deviennent volumineuses, tuméfiées. L'hématéine y met en évidence une portion basale homogène arrivant dans certaines cellules jusqu'au noyau. Jamais on n'y distingue de structure fibrillaire. Le reste de la cellule présente un aspect trouble, le réticulum est net, les mailles sont remplies d'une substance hyaline. Dans ces cellules colorées par l'hématéine et la fuchsine acide, on voit des traînées de fines granulations disposées en séries linéaires et qui simulent des filaments rouges. Ces traînées parcourent toute l'étendue de la cellule; leur trajet est sinueux, mais à direction parallèle au grand axe de la cellule. Dans les cellules à portion basale réduite, les chaînettes fuchsinophiles sont courtes, occupent le milieu de la cellule, ou alors ce sont de grosses granulations indépendantes.

Au bout de la cinquième heure, la portion basale occupe la moitié externe de la cellule; elle est formée par un feutrage de filaments sinueux, mais à directions sensiblement parallèles au grand axe de la cellule; quelquefois ces filaments sont disposés en tourbillon entre le noyau et la membrane basale. Par leur extrémité interne effilée, ils se continuent avec le réticulum de la portion interne claire de la cellule. Entre ces filaments colorés en bleu par l'hématéine, on en voit d'autres colorés en rouge par la fuchsine et qui sont décomposables en fines granulations.

A la sixième heure de la digestion, ces granulations rouges ne dépassent pas la portion basale. La portion interne de la cellule est claire, on trouve dans les mailles de ce réticulum quelques grosses granulations rouges.

D'après ce résumé, si Théohari est le premier à avoir signalé dans la portion basale une structure filamenteuse, Bensley, déjà en 1896, avait décrit une apparence striée de cette portion basale pendant la digestion.

Il n'en reste pas moins établi que c'est à Théohari que nous devons la connaissance exacte de ces filaments basaux dans les cellules principales. Ils se colorent par l'hématéine, la safranine, le vert lumière, le violet acide. Les traînées de fines granulations rouges proviendraient des filaments dont elles ne sont qu'une différenciation. Au fur et à mesure que l'on s'approche de la lumière glandulaire, ces granulations deviennent plus grosses, s'individualisent, se séparent de la chaînette pour devenir indépendantes.

Nous pouvons maintenant, avec Théohari, résumer comme suit les différentes apparences de la cellule principale au cours de l'activité sécrétoire :

a) Quatre premières heures de la digestion :

Cellules très volumineuses ;

Portion basale réduite ;

Peu de chaînettes acidophiles ;

Grosses granulations de ferment en abondance (neutrophiles) dans les mailles du réseau et dans la lumière glandulaire.

b) De la cinquième à la huitième heure :

Cellules petites ;

Filaments basaux avec maximum de netteté ;

Chaînettes de granulations acidophiles ;

Granulations neutrophiles volumineuses dans les mailles mais en nombre modéré. Lumière glandulaire libre.

c) De la huitième heure jusqu'à deux jours :

Cellules très petites ;

Même aspect qu'au stade précédent.

d) Jeûne prolongé :

Cellules volumineuses, claires, réticulum cytoplasmique net dans toute la cellule ;

Pas de portion basale ;

Pas traces de chaînettes de fines granulations ;

Pas de grosses granulations de ferments.

Si nous rapprochons de ces faits ceux décrits par d'autres auteurs, tels qu'Eberth et Müller, Mouret, Solger, Garnier, Henneguy sur les cellules pancréatiques lacrymales et les cellules de certaines glandes salivaires, on peut dire que les filaments basaux se retrouvent dans de nombreuses cellules glandulaires. Pour Garnier, leur maximum de netteté coïncide avec le stade d'activité sécrétoire, qui correspond à la formation des granulations, aux dépens d'une différenciation du protoplasma ordinaire de la portion basale, en un protoplasma supérieur (ergatoplasma). Nous avons déjà eu l'occasion de faire observer comment Prenant, par une argumentation serrée, démontra l'équivalence de l'ergatoplasme des cellules en activité sécrétoire avec le kinoplasme des cellules en division.

3° **Cellule de bordure au repos.** — La cellule de bordure est un élément arrondi ou ovalaire qui se présente quelquefois sous forme de croissant ou de poire. Ce dernier aspect morphologique serait dû à des phénomènes de pressions réciproques des éléments cellulaires entre eux. Le noyau est sphérique, globuleux et toujours central. Il est quelquefois déformé par les empreintes de granulations qui remplissent ces cellules. Ces granulations sont franchement acidophiles, se colorant énergiquement en rouge par la fuchsine (méthode d'Altmann). Nussbaum, en 1878, montra que ces granulations se colorent en brun par l'acide osmique; il voulut même tirer de cette coloration brune une sorte de réaction histochimique propre aux ferments diastasiques (fonction zymotique). Ranvier, se basant sur l'expérimentation physiologique, eut vite fait de démontrer que ces conclusions hâtives de Nussbaum étaient inexactes.

On a longuement discuté sur les liens qui unissent les cellules de bordure aux cellules principales. De nombreux auteurs ont soutenu que les cellules de bordure se transformaient en cellules principales. C'est ainsi qu'Edinger, Sachs, Stintzing, se basant sur le fait que chez les chiens soumis à un jeûne prolongé ces éléments diminuent de nombres, ont voulu l'expliquer par une transformation de ces éléments en cellules principales.

La cellule de bordure, outre ses granulations, renferme souvent dans son cytoplasme des vacuoles énormes. Ces vacuoles s'observeraient chez les animaux soumis à un jeûne prolongé ou alors dans les premières heures de la digestion (Hamburger). Elles arriveraient à leurs dimensions maxima vers la sixième heure, pour disparaître ensuite. Bonnet a soutenu que ces vacuoles occupent la place même du noyau. Il a, du reste, décrit tous les intermédiaires entre le noyau normal et le noyau réduit à une mince vésicule destinée à devenir plus tard une vacuole.

Certains histologistes prétendent que les cellules de bordure sont toujours placées entre les plans côtés des cellules principales, sans jamais arriver jusqu'à la lumière glandulaire. Au contraire, d'autres déclarent que souvent il y en a qui poussent des prolongements entre les cellules principales jusqu'à la lumière glandulaire. Nous partageons cette dernière opinion, car fréquemment nous avons constaté cette disposition des cellules de bordure par rapport aux cellules principales.

Enfin, Erick Müller, il y a une quinzaine d'années (1892) a mis en évidence, par la méthode de Golgi, de fins canalicules sécrétoires qui cheminent à la surface des cellules de bordure. Ces canalicules, après s'être réunis en un canal unique pour chaque cellule, se rendent dans la lumière glandulaire.

4° **Cellule de bordure à l'état d'activité sécrétoire.** — Au cours de la digestion, Heidenhain et Langley soutiennent que les cellules de bordure ne subissent aucune modification.

Théohari au contraire, pendant la digestion, constate que les cellules de bordure sont plus volumineuses, fortement chargées de granulations acidophiles qui forment toujours une couche, à la périphérie de la cellule alors que dans le reste du corps cellulaire elles sont disposées bout à bout par groupes de deux à cinq. Dans les cas où l'on provoque, à l'aide de la pilocarpine, une hypersécrétion prolongée, Théohari constate que les cellules de bordure sont plus petites et présentent à leur centre un large espace clair que nous avons souvent constaté sur les chiens soumis à des doses continues de phosphore et de bicarbonate de soude. Cet espace clair n'a rien de commun avec les vacuoles. Les granulations sont tassées à la périphérie de la cellule, comme si une sécrétion liquide centrale à tension exagérée refoulait ces granulations.

Les noyaux de ces cellules ainsi pilocarpinisées sont teints en rouge d'une façon diffuse sans aucune électivité.

Hamburger (1889), Théohari (1900) déclarent ne jamais avoir vu d'expulsion de grains acidophiles, comme c'est le cas pour les cellules principales. Pour ce dernier auteur, l'absence de grains pendant la digestion et la présence de l'appareil canaliculaire décrit par E. Müller, lui font supposer que ces cellules sont chargées d'une partie de la sécrétion liquide de l'estomac. Les granulations n'auraient (Théohari) pas d'autres significations que celles de microsomes permanents.

Heidenhain a voulu voir dans la cellule de bordure l'élément chargé de la sécrétion acide du suc gastrique. Les travaux de MM. Hayem et Winter ne lui donnèrent pas raison. Effectivement, ces deux derniers auteurs démontrèrent que l'acide se forme toujours à la surface de la muqueuse.

5° **Cellule pylorique au repos.** — La cellule pylorique, désignée sous le nom de cellule mucipare, est un élément cylindrique sans orifice préformé. Il présente un cytoplasma qui est clair chez les chiens qui ont jeûné plusieurs jours.

Le noyau, toujours rejeté vers le pied de la cellule, affecte une configuration caractéristique. Il est aplati, déprimé en cupule (fig. 5, *n*) (fig. 9-12-13 *n*). Sa direction générale continue celle du pied cellulaire. Aussi, quand une coupe passe exactement dans le plan transversal par rapport à l'axe d'un tube glandulaire, on voit les noyaux des cellules consécutives se présenter de profil et dessiner un mouvement tournant autour de cet axe (Renaut).

Ebstein a soutenu l'identité de ces cellules avec les cellules principales. Heidenhain et Stöhr combattirent cette idée. Glinski croit à une identité des cellules pyloriques et de Brünner. Stöhr montra que la lumière glandulaire contient, outre de la mucine, un produit de sécrétion sous forme de bâtonnets. Nous avons constaté ce fait sur un chien soumis au bicarbonate de soude. A vrai dire, ces bâtonnets sont formés de plusieurs grains accolés et se disposant en petites chaînettes. Ces bâtonnets indiquent toujours une forte irritation catarrhale des cellules caliciformes. Théohari n'arrive pas à démontrer de granulations spéciales à l'état de jeûne dans les cellules pyloriques. En traitant par le bleu de méthylène des coupes, il voit les noyaux, la membrane cellulaire et le réticulum teinté en bleu. La substance hyaline contenue dans les mailles prend une teinte violette.

6° **Cellule pylorique à l'état d'activité sécrétoire.** — La cellule pylorique, pendant la période digestive, ne présente pas les mêmes différenciations cytoplasmiques que celles des cellules principales. Entre la deuxième et la cinquième heure, le corps cellulaire se trouble, se colore fortement par le bleu d'aniline ; on y rencontrerait, en outre, des granulations fuchsinophiles répandues irrégulièrement dans toute la cellule ou disposées en séries plus ou moins linéaires au dire de Nicolaïdes. Sur des coupes colorées à l'hématéine et puis à la fuchsine acide, Théohari constate qu'indépendamment du réticulum il existe des sortes de courts filaments comme ceux signalés par Hambürger. On y voit, en outre, soit des traînées de fines granulations, soit de plus grosses isolées. Granulations et filaments ne seraient que des parties épaissies du réticulum. Sous l'influence de l'hypersécrétion, toutes les granulations fuchsinophiles disparaissent.

Le noyau, au cours de l'activité digestive, s'arrondirait au lieu de rester plat. Klein et Noble Smith ont surtout signalé ce fait, que nous avons du reste vérifié, pour notre part, sur des animaux normaux (voir notre fig. 11, *n*). Théohari déclare, au contraire, que le noyau ne change pas de forme.

7° **Cellule osmiophile.** — Il nous reste à parler de petits éléments intercalés sous forme de coins entre les cellules pyloriques proprement dites et sur la signification et sur la structure desquels on n'est pas d'accord. On les a considérés soit comme des cellules de bordure, soit comme des cellules pyloriques modifiées ; certains auteurs assimilent ces éléments à des Plasmazellen. Nous verrons ce qu'il convient de penser de ces diverses opinions ; disons seulement ici que ces cellules, étudiées surtout par Nussbaum et Stöhr, sont quelquefois désignées sous le nom de cellules osmiophiles à cause de leur tendance à se colorer en brun sous l'influence de l'acide osmique.

*
* *

Est il possible de tirer de ces connaissances sur la structure des cellules glandulaires de la muqueuse gastrique, des indications plus ou moins précises sur la nature des produits sécrétés par chacun de ces trois types d'éléments cellulaires ?

Nous répondrons avec Théohari :

1° Que les cellules principales sécrètent de la pepsine (Heidenhain, Langley) ;

2° Que les cellules pyloriques sécrètent de la mucine selon Nussbaum et Langley ; elles sécrètent, en outre, suivant Ebstein, Grützner, Oppel, Heidenhain, de la pepsine ;

3° Enfin, selon Contejean, les trois espèces de cellules de la muqueuse gastrique contribuent à la sécrétion acide.

CHAPITRE III

DU MÉCANISME DE LA SÉCRÉTION GLANDULAIRE

La cellule glandulaire, en raison de sa haute différenciation, en vue d'une fonction bien spécialisée, est le siège de phénomènes complexes d'élaborations, de transformations et d'échanges qui sont en relations, au cours de l'activité sécrétoire, avec des modifications manifestes dans sa structure. Cet ensemble constitue un véritable mécanisme qui, grâce aux constatations récentes, a pris actuellement une signification différente de ce qu'elle était autrefois.

Nous sommes effectivement bien loin de l'époque où une glande était envisagée comme un simple organe creux, sorte de filtre, à travers lequel une partie des éléments du plasma sanguin transsudait pour former le produit de sécrétion.

Aussi attachait-on alors la plus grande importance aux conditions de la circulation locale dans les vaisseaux de la glande. En poussant les investigations plus loin, on s'aperçut bien vite que ces organes étaient formés de cellules glandulaires dont la structure compliquée n'était pas la même partout. Cette structure était en rapport avec la nature du produit sécrété.

Avec les beaux travaux de Ludwig et Claude Bernard sur la physiologie des glandes salivaires, et les recherches intéressantes de Ranvier, Heidenhain, Schultze et autres sur la structure histhologique de ces organes, une ère nouvelle s'ouvrait, celle de l'histophysiologie. C'est à ce moment-là que Ranvier eut l'idée de rechercher les relations qu'il pouvait y avoir entre la structure de la cellule glandulaire et la nature du produit sécrété. Si la glande sécrète du mucus, disait-il, les cellules sont grandes, nettes, transparentes (cellules à sécrétions liquides). Si le produit de sécrétion contient des ferments, les cellules sont granuleuses (cellules à ferments figurés).

De nos jours on sait en effet que dans l'immense majorité des cas, le produit de sécrétion est un grain. Mais la cellule glandulaire étant hautement différenciée, il ne suffit pas que les grains se présentent sous forme de bioblastes d'Altmann pour être envisagés comme grain de ferment. Il faut qu'ils aient des caractères spéciaux qui les différencient de ceux d'autres cellules glandulaires d'espèces différentes. Ainsi dans la cellule muqueuse, les grains deviennent du mucigène qui en s'hydratant donne du mucus, dans d'autres glandes, ces grains se transformeront en zymogène (pepsinogène, trypsinogène) qui par hydratation donneront la diastase, la pepsine, la trypsine. D'après ces constatations on voit aisément toute l'importance que prend le grain de ferment dans la cellule glandulaire, c'est lui qui caractérise la glande, il en est pour ainsi dire l'unité morphologique. Ce qui a permis de dire à M. Prenant qu'en « reculant les limites de l'observation, « l'unité morphologique de la glande est devenue de plus

« en plus petite; c'était d'abord la glande elle-même, en-
« suite la cellule glandulaire, c'est à présent le grain de « sécrétion glandulaire ».

Le grain de sécrétion une fois constitué va être expulsé de la cellule au moyen d'un mécanisme dans lequel les vacuoles jouent un rôle important (Ranvier), c'est là le phénomène de l'excrétion. Autrefois on considérait cette seconde phase de l'activité sécrétoire comme la plus importante. Une cellule bourrée de mucus par exemple était considérée comme une cellule glandulaire en pleine activité sécrétoire. De nos jours, on dirait au contraire que cette cellule ainsi bourrée est au repos, elle ne sécrète plus, elle excrète.

Partant de ces données et de celles que nous avons exposées sur les propriétés de certains protoplasmas de se différencier en protoplasma supérieur (ergatoplasma) en vue d'une fonction nettement caractérisée, nous pouvons nous représenter, avec Prenant, la propriété sécrétoire et la fonction glandulaire d'une façon bien particulière.

Toute cellule qui sécrète prend au milieu ambiant diverses substances, les élabore et les rend au milieu, transformées. D'où trois phases dans le phénomène de la sécrétion (Prenant).

Dans une première phase, il y a prise de la substance au milieu ambiant; cette substance ne sera pas quelconque, la cellule choisira la matière qui convient le mieux à l'accomplissement de sa fonction.

Dans une deuxième phase, cette substance est *transformée*; elle sera élaborée par la cellule, rendue semblable à la substance cellulaire, et cessera d'être visible pour l'observateur. Puis, dans une troisième phase, la substance sécrétée, assimilée, devient de nouveau de plus en plus différente de la substance cellulaire qui la sépare, la sécrète en elle-même ; elle redevient visible sous forme d'un dépôt intra-cellulaire. C'est dans cette troisième phase seulement que l'activité cellulaire est manifestement observable sous le microscope ; c'est pour cela qu'elle seule a été considérée comme le phénomène de la sécrétion, alors qu'elle n'en est que la dernière étape ; on pourrait l'appeler *sécrétion* ou *excrétion intra-cellulaire.*

Il ne faudrait pas conclure de ces faits que cette substance, ainsi prise au milieu, transformée et élaborée dans la cellule pour aboutir à un dépôt intra-cellulaire, soit étrangère au protoplasma et simplement logée en lui. Au contraire, elle s'incorpore au cytoplasma, en devient partie constitutive. On peut donc dire que dans toute cellule glandulaire on doit trouver des protoplasmas successifs s'échelonnant depuis la substance extérieure jusqu'au produit sécrété.

C'est effectivement ce qui se passe. Prenons, par exemple, une cellule principale de la muqueuse gastrique et supposons-la en pleine activité sécrétoire. Les substances qui lui viennent du dehors, et qui lui sont amenées par les vaisseaux sanguins, pénètrent dans la portion basale de cette cellule. L'ergatoplasma, qui se présente ici sous forme de filaments basaux et qui n'est qu'une différenciation du protoplasma ordinaire, va s'incorporer en quelque sorte ces substances. Puis, sur l'extrémité interne de ces filaments basaux, qui regardent la lumière de la glande, on va voir paraître le prozymogène sous forme de grains. Ces grains, situés sur la continuation de ces filaments basaux, en proviennent et en sont une différenciation. Peu à peu, ces grains se détachent de plus en plus de l'ergatoplasme, ils augmentent de volume, tombent dans les mailles de la charpente cytoplasmique, formant ainsi de véritables enclaves qui ne sont autres que des gros grains de zymogène. Puis, ces grains de zymogène, devenant plus volumineux encore au fur et à mesure qu'ils s'approchent de la limite interne de la cellule, vont constituer le ferment définitif, la zymine. Ces grosses enclaves de zymines se fusionnent à leur tour pour donner enfin un magma, qui va être expulsé sous forme de produit d'excrétion.

Au cours de tous ces phénomènes, le noyau lui-même intervient par un apport de sa substance ; il subit des transformations, des modifications et même se déplace quelquefois.

Tel est, brièvement résumé, le mécanisme de la sécrétion glandulaire.

CHAPITRE IV

TECHNIQUE

La condition essentielle, pour obtenir de bons résultats dans l'étude de la structure fine des cellules glandulaires de l'estomac, est de s'adresser à un matériel provenant d'animaux qui viennent d'être sacrifiés. On évite, de la sorte, la formation de lésions cadavériques qui se superposeraient aux lésions expérimentales.

Voulant déterminer : 1° à partir de quel moment, sous l'influence de doses journalières de phosphore et de bicarbonate de soude, on peut dire qu'il y a état pathologique de la cellule ; 2° par quelles étapes successives passent les cellules ainsi altérées pour aboutir à la dégénérescence et à la mort, nous ne pouvions y arriver que par la méthode expérimentale.

Le chien nous a paru être l'animal de choix pour toutes les recherches portant sur la cytologie des glandes gastriques : d'abord parce que son estomac se vide assez vite et ensuite parce que le cycle évolutif de ses digestions est bien établi.

L'animal une fois sacrifié, toujours entre la cinquième et

la sixième heure de la digestion, on ouvre rapidement la cavité abdominale pour extraire l'estomac. Cet organe, incisé suivant la grande courbure, était vivement étalé, nous séparions ensuite la muqueuse de la couche sous-jacente, puis nous prélevions de petits morceaux qui, une fois étendus sur des plaquettes de liège et fixés avec du fil, étaient plongés dans le liquide fixateur.

Le choix de ce liquide a une importance capitale. Le liquide de Bouin fraîchement préparé, le formol à 10 p. 100, sont parmi les nombreux fixateurs, ceux qui donnent les meilleurs résultats. Nous y laissons les pièces de 15 à 18 heures. Les solutions à base d'acide osmique donnent des fixations moins recommandables ; elles font prendre aux diverses granulations que renferment ces éléments cellulaires des colorations peu électives. Il nous a cependant bien fallu avoir recours à elles pour mettre en évidence la graisse dans les cellules lésées. A la suite de nombreux essais, notre choix s'est arrêté sur le liquide de Lindsay et d'Hermann. Le liquide de Flemming donne des résultats moins satisfaisants.

Les colorants varient selon les parties que l'on veut mettre en relief. Pour le réticulum cytoplasmique, le kernschwartz, l'hématéine, l'hématoxyline au fer (méthode de Martin Heidenhain) sont parmi les meilleurs. Pour les granulations, la fuchsine acide avec décoloration à l'acide picrique (méthode d'Altmann) est le réactif par excellence ; le bleu de méthylène, le triacide d'Ehrlich, l'éosine sont aussi indispensables pour l'étude histochimique de certains de ces granules. Sur les coupes fixées par les solutions d'acide osmique, la safranine est tout indiquée après mordançage par le permanganate de potasse (méthode d'Henneguy).

Les inclusions à la paraffine, le montage des coupes sont autant de manipulations trop connues pour que nous en parlions ici.

CHAPITRE V

ALTÉRATIONS CELLULAIRES PRODUITES PAR LE PHOSPHORE ET LE BICARBONATE DE SOUDE SUR LES ÉLÉMENTS GLANDULAIRES DE LA MUQUEUSE GASTRIQUE. — RECHERCHES EXPÉRIMENTALES.

§ 1. — **Intoxication lente par le phosphore.**

Un premier animal que je désignerai par la lettre A, pour simplifier la phraséologie, est mis en expérience le 6 décembre 1907. Son poids ce jour-là est de 6 kgr. 800.

C'est un chien de bonne apparence qui arrive au laboratoire en parfait état.

A partir du 11 décembre nous lui administrons chaque matin une certaine quantité d'huile phosphorée de manière à lui faire absorber 0 gr. 003 de phosphore par jour.

Pour être bien sûr que cette dose journalière sera entièrement avalée nous employons le procédé suivant : Tous les matins à jeun nous donnons à ce chien A un repas composé de viande hâchée et de légumes écrasés, nous y incorporons la quantité d'huile phosphorée que nous désirons lui faire prendre.

Il ne lui est pas présenté d'autres aliments dans la journée, avant que le premier repas ne soit dégluti.

En observant attentivement l'animal plusieurs fois par jour, on établit facilement un contrôle assez rigoureux pour éviter les phénomènes d'intolérance et surtout les accidents d'un empoisonnement aigu. Ces accidents n'offrent aucun intérêt pour nous qui cherchons à produire des altérations lentes et progressives et non les grosses lésions de nécrobioses connues de tout le monde.

En augmentant, tous les six ou sept jours, d'un milligramme la dose de phosphore, on arrive ainsi à lui donner jusqu'au 25 février une dose journalière de o gr. 014 de phosphore.

Le 25 février, on monte à o gr. 015 la dose journalière de phosphore et on la continue jusqu'au 17 juillet 1908.

A partir du 25 février, ce chien A, qui jusqu'alors mangeait avec voracité et était même un peu excité, perd graduellement l'appétit, refuse quelquefois les aliments et même vomit à plusieurs reprises différentes. Il maigrit insensiblement et le 13 mars il ne pèse plus que 5 kgr. 200 ce qui représente une perte de poids de 1 kgr. 660 en trois mois pour un animal de 6 kgr. 800. — Malgré les rares vomissements surgissant toujours de préférence dans la journée, la dose quotidienne de o gr. 015 est maintenue.

Le 12 avril, son poids a encore diminué (5 kgr.). L'animal se cachectise, il perd ses poils, refuse les aliments et ne boit que de l'eau.

Les muqueuses se décolorent; une numération des globules du sang faite le 24 avril donne les chiffres suivants :

Hématies, 4.991.000.

Globules blancs, 9.300.

Le phosphore est alors supprimé et ce n'est que le 1er mai, l'animal reprenant de l'appétit et se trouvant moins incommodé, que d'emblée il est remis à la dose de o gr. o15 par jour. Le 5 juin une seconde numération de ces globules sanguins donne les chiffres suivants :

Hématies, 4.850.000.

Globules blancs, 11.200.

Il est maintenu jusqu'au 16 juillet à o gr. o15, le supporte assez bien, malgré quelques rares vomissements, et enfin le 17 juillet il est sacrifié.

En résumé, voilà un chien soumis à l'action du phosphore pendant 210 jours, et qui sur cette période a été 140 jours environ à une dose quotidienne de o gr. o15; il a donc absorbé pendant toute la durée de l'expérience (210 jours) plus de 2 gr. 80 de phosphore. — Ce sont là de faibles doses comparées à celles employées pour produire la stéatose phosphorée si bien décrite par Cornil. Nous sommes aussi bien loin des fortes doses injectées en une fois par Théohari à des cobayes (o gr. o25) pour obtenir des lésions de début de la cellule rénale.

Quoique fortement amaigri et très anémié, ce chien ayant perdu plus du tiers de son poids, et présentant une leucocytose manifeste, il conserva jusqu'au moment où il fut sacrifié un état général passable.

Nous sacrifions cet animal le 17 juillet, entre la cinquième et la sixième heure de la digestion. L'estomac, rapidement ouvert par une incision faite suivant la grande courbure, est étalé sur une plaque de liège.

Avant d'en prélever des fragments pour les plonger dans divers liquides fixateurs, selon les procédés décrits tout au long dans notre chapitre sur la technique, nous constatons les faits suivants :

L'organe renferme encore 80 grammes d'une bouillie alimentaire épaisse formée de viande, très incomplètement peptonisée. — L'examen macroscopique de la muqueuse nous permet d'observer au niveau du grand cul-de-sac, des placards rouges au nombre de 5, groupés dans le voisinage de l'antre pylorique. Leurs dimensions varient, les uns ont a peu près le diamètre d'une pièce de 50 centimes, et les autres atteignent celui d'une pièce de 1 franc.

Au niveau de ces placards rouges, on ne constate aucune solution de continuité, ni aucune érosion ou ulcération de la muqueuse. Ce sont simplement des régions plus ou moins congestionnées, les contours en sont peu nets, comme estompés. — Ces taches congestives sont séparées les unes des autres par des espaces de 2 à 3 centimètres d'une muqueuse qui paraît macroscopiquement saine et qui ne présente aucune altération appréciable.

La région pylorique, sans être fortement lésée, présente cependant une coloration rouge assez intense et qui s'accentue de plus en plus au fur et à mesure que l'on se rapproche de la valvule pylorique. Cette dernière est même fortement congestionnée, sa muqueuse est boursouflée. — Le duodénum, fendu dans toute sa longueur et une fois étalé, présente une muqueuse violemment injectée en rouge, œdématiée et tomenteuse. — Du côté de la poche stomacale proprement dite, cette rougeur diffuse qui règne sur toute la région pylorique va en s'atténuant insensiblement et cesse à peu près au niveau des placards signalés précédemment.

Le reste de l'organe (petite courbure, région du cardia) paraît être normal.

Nous nous trouvons donc en présence d'une muqueuse gastrique inégalement altérée, la région la plus atteinte étant incontestablement la région pylorique.

La tendance qu'aurait cette partie de l'estomac à se modifier plus rapidement que les autres, se manifeste souvent aussi dans les empoisonnements aigus par les acides minéraux, et les liquides corrosifs en général. — Par ailleurs, nous avons observé chez un chien ayant pris pendant des mois 10 à 15 grammes de bicarbonate de soude par jour, la même tendance du pylore et du duodénum à s'altérer plus facilement que le reste du sac stomacal. Dans un autre ordre d'idée, les anatomo-pathologistes n'ont-ils pas depuis longtemps déjà remarqué combien l'ulcère affectionne le pylore? Ce n'est pas ici la place de discuter les arguments invoqués pour expliquer tous ces faits.

En intoxiquant lentement par le phosphore notre chien A nous n'avons donc pas obtenu des altérations de tout l'ensemble de la muqueuse gastrique. Même les parties les plus lésées ne présentent pas de grosses lésions.

Voilà donc un organe sur lequel nous pouvons étudier toute la série des modifications dues à ce poison, depuis les régions où la muqueuse paraît saine jusqu'à celles où elle est fortement endommagée.

En pratiquant des coupes dans ces différents points, inégalement malades, et en les comparant, nous pourrons ainsi établir le moment exact à partir duquel la cellule glandulaire commence à être pathologique ; puis voir comment ces altérations d'abord purement fonctionnelles deviennent ensuite de plus en plus profondes, pour aboutir finalement à une véritable dégénérescence graisseuse. C'est là un point intéressant et peu connu du mécanisme de la stéatose cellulaire.

Région pylorique. — Si nous observons des coupes pratiquées à travers des morceaux de pylore fixés par le liquide de Lindsay, Johnson, colorées à la safranine suivant la méthode de M. Henneguy, et différenciées par la décoloration à l'acide picrique, nous constatons l'apparition de granulations graisseuses dans la cellule pylorique (fig. 1, *p*). Ce qui frappe immédiatement l'observateur dans une semblable préparation, c'est la répartition très spéciale de ces gouttelettes graisseuses. Elles sont pour la plupart groupées dans la partie du cytoplasma qui avoisine le noyau de la cellule glandulaire. Entre ces éléments plus ou moins chargés de graisses, on remarque de place en place des cellules de bordure (fig. 1, *bb*) dont la présence dans cette région s'explique par le fait que notre coupe intéresse la zone-limite entre la région pylorique et la région du grand cul-de-sac.

Ces cellules de bordure, disons-le tout de suite, ne présentent jamais de granulations graisseuses, même pas au niveau du grand cul-de-sac (fig. 6 et 10, *b*).

Il y a là une réaction de ces éléments vis-à-vis des agents toxiques, qu'il est intéressant de signaler dès à présent ; nous aurons du reste l'occasion d'y revenir lorsque nous décrirons plus en détail ces cellules.

De cet aperçu sur des coupes examinées à un faible grossissement, il résulte que la cellule pylorique est l'élément qui a le plus souffert au cours de cette intoxication phosphorée. — Étudiée à de plus forts grossissements (fig. 2, 3, 4 et 5), elle se présente avec les caractères suivants : Un aspect général clair, avec réticulum étendu dans toute la cellule et constitué par des travées cytoplasmiques excessivement grêles, très granuleuses, et qui semblent formées de très fines granulations teintes en rouge par la safranine sur les pièces fixées par le liquide de Lindsay.

Ces granulations ont une tendance à se tasser, à augmenter de volume, au fur et à mesure que l'on se rapproche du pied de la cellule, c'est-à-dire du noyau. Cet aspect, comme le montre bien notre figure 5, tient à ce que les mailles du réticulum, dans la portion basale de la cellule, se resserrent et à ce que la travée cytoplasmique, dans la région périnucléaire, subit un commencement d'altération granuleuse.

Si on étudie la structure fine de ces mêmes éléments sur des coupes fixées par le formol (fig. 9) et colorées par l'hématéine ou le bleu de méthyle et la fuchsine acide, on ne remarque aucune grosse granulation fuchsinophile dans les mailles du cytoplasma.

Par contre ici comme sur la figure 5, le réticulum semble être constitué par de fines granulations teintes au bleu. La substance hyaline qui infiltre les mailles (fig. 9, *p*) présente par place des vacuoles occupées par des globules graisseux.

Les réactions histochimiques du corps cellulaire de ces éléments pyloriques intoxiqués par le phosphore sont en tout point semblables à celles des animaux soumis à un jeûne prolongé. Il suffit pour être édifié sur ces relations, de comparer ces cellules pyloriques à celles provenant de chiens ayant subi un jeûne prolongé (fig. 12, 13, 9).

Il sera facile ensuite de constater les différences structurales manifestes qui distinguent ces éléments ainsi épuisés par une irritation toxique continue d'avec la structure normale de la cellule pylorique entre la cinquième et la sixième heure de la digestion (fig. 11).

Il ressort de ces faits que ces altérations du cytoplasma sont en rapport avec un début de dégénérescence graisseuse. Il est en outre aisé de voir que ces modifications du réseau cellulaire sont surtout accusées au voisinage du noyau. C'est là effectivement que le réticulum semble le plus se résoudre en fines granulations.

Cet aspect tient-il à une altération du réseau ? Ne pourrait-il pas être dû plutôt à des granulations chromatiques émanant du noyau ?

Il se pourrait fort bien qu'il se passe là un travail pathologique dans la région nucléaire, travail précurseur d'une sorte de désagrégation du noyau. Ce dernier se décomposerait en grain pour se répandre ensuite dans le cytoplasme.

Il est certain que plus d'une fois nous avons pu constater sur nos préparations des altérations évidentes du noyau (pycnose, chromatolyse).

Quoi qu'il en soit, quelle est la part qui revient à chacune de ces deux parties constitutives de la cellule, dans ces processus si complexes de la pathologie cellulaire ?

Dans le cas qui nous occupe, est-ce le noyau qui subit les premières atteintes du poison, et qui une fois altéré retentit sur le cytoplasme? Est-ce au contraire le cytoplasme dont la constitution physico-chimique se trouvant troublée, agit sur le noyau qui se modifie secondairement ?

Nous ne pouvons pas nous prononcer d'une façon certaine. Inutile de dire que les deux opinions ont été soutenues ; nous nous sommes du reste étendu suffisamment sur cette question au commencement de ce mémoire en résumant les phénomènes de dégénérescence et de mort de la cellule, pour ne pas y revenir ici.

Voyons cependant si en examinant de plus près les altérations obtenues dans les cellules pyloriques nous ne pouvons pas nous faire une opinion sur cette question.

Une première constatation est intéressante à faire. Dans toutes les cellules pyloriques lésées par le phosphore, la transformation graisseuse de la cellule semble avoir son centre initial dans la portion basale au voisinage du noyau. Ce fait reste constant, même au niveau des cellules principales qui elles, cependant, comme nous l'observerons ultérieurement, ont subi une atteinte beaucoup plus légère.

Dans les cellules pyloriques où la métamorphose graisseuse est à son début, les gouttelettes de graisse se présentent sous l'aspect de très fines granulations à peine perceptibles avec les objectifs les plus forts et disséminées dans les mailles du cytoplasme sur toute l'étendue de la cellule. Nous avons souvent constaté ce fait chez des animaux morts d'affections aiguës scepticémiques ou encore dans des cas de jeûne prolongé (fig. 13, 9).

Dans un stade plus avancé de la métamorphose graisseuse nous voyons les gouttelettes graisseuses augmenter de volumes, diminuer alors de nombre, venir se coller fréquemment sur le noyau et se grouper dans l'aire nucléaire du cytoplasma (fig. 2, 3, 4, 5, *g*). Certaines de ces gouttelettes dépriment le noyau, dessinant des empreintes plus ou moins bizarres à sa surface.

Dans une semblable cellule encore peu atteinte (fig. 2, 4, 5, *n*) le noyau conserve à peu près ses caractères cytologiques, il reste appliqué contre le fond et conserve sa forme en cupule (fig. 5 et 9, *n*). Nous n'avons jamais constaté de noyaux gonflés comme il nous est fréquemment arrivé de l'observer chez des chiens normaux entre la cinquième et la sixième heure de la digestion (fig. 11, *n*).

Cette tendance du noyau à condenser sa chromatine chez un animal, comme notre chien intoxiqué par le phosphore et sacrifié en pleine période digestive (5e h.), indique bien une altération du noyau que nous pouvons rapprocher de celle qui se passe dans les cellules pyloriques d'animaux soumis à un jeûne prolongé (fig. 12 et 13, *n*).

Déjà à ce stade-là de l'altération cellulaire due au phosphore, tout comme dans les éléments qui ont jeûné longtemps, il y a un commencement de condensation de la matière chromatique qui fait que les noyaux se colorent fortement par les matières tinctoriales.

Si maintenant nous observons d'autres cellules à lésions stéatosantes plus prononcées encore, on remarque que les granulations graisseuses deviennent de plus en plus confluentes, restent toujours groupées dans la région nucléaire, et sont quelquefois tellement pressées les unes contre les autres, que le noyau se trouve en partie masqué (fig. 4, *g*).

Ce dernier affecte des formes irrégulières, il est déchiqueté. Son réseau chromatique se fragmente. Le nucléole est de plus en plus difficile à mettre en évidence.

Enfin, la transformation graisseuse poursuivant son œuvre, on voit apparaître dans les cellules pyloriques sous l'influence du phosphore aussi bien que du bicarbonate de soude, des gouttelettes graisseuses de plus en plus volumineuses (fig. 3, *g* et fig. 14, *g*). Ces gouttelettes occupent les mailles du cytoplasma ; quelques-unes sont souvent entourées d'une zone claire vacuolaire (fig. 14, *v*). Au fur et à mesure qu'elles grossissent, le réticulum cytoplasmique disparaît (fig. 3, *b*) et est remplacé par une grande quantité de granulations safranophiles provenant probablement d'une sorte de caryolyse ; le noyau se résolvant à son tour en une quantité de grains qui se répandent dans le corps cellulaire (fig. 3, *b*).

Les cellules pyloriques arrivées à cet état ultime de dégénérescence, voisin de la mort, se détachent souvent de la vitrée et se rencontrent, libres de toute connexion, avec les éléments voisins, dans la lumière glandulaire (fig. 3).

Telle est la manière dont nous concevons les différentes transformations cellulaires des glandes pyloriques sous l'influence de l'intoxication phosphorée, depuis la simple altération fonctionnelle jusqu'à la dégénérescence graisseuse bien caractérisée et à la mort de la cellule.

Au cours de nos observations sur le pylore, il nous a été fréquemment donné de rencontrer par place, intercalés entre les cellules glandulaires, des éléments (fig. 2 et 4, *d*) sur la nature desquels les histologistes ne sont pas fixés.

Nussbaum leur a donné le nom de cellules osmiophiles parce qu'elles prennent une teinte brune caractéristique avec l'acide osmique. Elles affectent des formes variées. Généralement elles sont allongées en forme de poire (fig. 2, *a*); d'autres fois elles sont plus ou moins cylindriques (fig. 4, *a*). Les unes n'atteignent pas la lumière glandulaire et restent alors intercalées comme des coins entre les éléments voisins, d'autres au contraire arrivent jusqu'à la lumière glandulaire. Dans ce dernier cas, nous avons constaté qu'elles donnent souvent issue à une substance finement granuleuse (fig. 2 et 4, *d*). Trois particularités les distinguent, selon nous, des cellules pyloriques :

1° Le noyau qui est franchement globuleux ou ovoïde (fig. 2 et 4, *n'*) comme celui des cellules bordantes ;

2° Le cytoplasma, qui est peu abondant par rapport au volume total de la cellule, est fortement réfringent, finement granuleux et se teinte en brun par l'acide osmique ;

3° Enfin, sous l'influence du phosphore et du bicarbonate de soude, ces cellules osmiophiles se sont comportées comme les cellules de bordure, c'est-à-dire qu'elles ne nous ont jamais présenté de signes évidents de dégénérescence graisseuse.

Quelle signification donner à ces éléments osmiophiles ? Renaut avait observé, il y a des années déjà, que lorsque les glandes pyloriques sont en hyperfonctions, ou modifiées par un état catharral tel qu'il règne au voisinage des néoplasmes du pylore, ces cellules deviennent beaucoup plus nombreuses. Or, il est certain que les muqueuses étudiées par nous étaient toutes plus ou moins irritées expérimentalement. Sommes-nous donc en présence de cellules de bordure erratiques, aberrantes, en voie d'altération, ou en train de retourner à un type mucipare ? Le fait ne paraît pas impossible.

Région du grand cul-de-sac. — 1° *Cellules de bordure.* — Si la cellule pylorique, sous l'influence de l'intoxication lente par le phosphore, ou même, comme nous l'exposerons plus loin, sous l'action irritative de doses élevées de bicarbonate de soude, a subi des altérations pathologiques bien caractérisées allant jusqu'à la dégénérescence graisseuse, il n'en est, par contre, pas de même pour la cellule de bordure. Cette dernière ne nous a jamais présenté de lésions dégénératives typiques. Nous n'avons en aucun cas pu y constater de gouttelettes graisseuses se colorant franchement en noir par l'acide osmique. Les seules altérations que nous avons pu y voir sont des modifications fonctionnelles, comme on en trouve dans tous les cas où il y a épuisement par une hypersécrétion irritative. C'est ainsi que nous remarquons une légère augmentation et une hypertrophie de ces cellules de bordure (fig. 6 et 10, *b*). Elles présentent en outre des vascuoles (fig. 6, *v*) et une diminution du nombre des granulations. Ce sont là des faits qui se rapprochent de ceux observés dans d'autres intoxications par Sachs, Pilliet, P. Hébert.

2° *Cellules principales.* — Sous l'influence de l'intoxication lente par le phosphore, les cellules principales présentent des altérations qui sont intéressantes à étudier. Ces éléments ayant été inégalement atteints par ce poison, nous aurons ainsi, à côté de cellules qui n'offrent que des altérations fonctionnelles, d'autres éléments qui seront franchement touchés par la dégénérescence graisseuse.

Sur les éléments cellulaires les moins affectés, on constatera un réseau cytoplasmique encore visible, mais devenu granuleux. Les mailles sont moins serrées, se colorent par l'hématéine, on y voit souvent des espaces vacuolaires. La portion basale dans certaines cellules est encore sombre, homogène, se teinte en rouge violet par l'hématéine et la fuchsine acide (fig. 7, *o*). Dans d'autres cellules principales, le réticulum cytoplasmique entourant immédiatement le noyau perd sa structure, se résout en une masse finement granuleuse (fig. 8, *o*) qui se teinte encore en bleu par l'hématéine ; mais sur laquelle la fuchsine acide n'a plus d'action.

Dans aucun cas il ne nous a été possible de constater, dans la portion basale, les filaments basaux si bien décrits par Théohari. Et cependant ces éléments en étaient à la cinquième heure de la digestion, c'est-à-dire au moment de l'activité sécrétoire où les filaments basaux devraient avoir leur maximum de netteté. En outre nous n'y avons jamais remarqué de chaînettes de granulations acidophiles, pas plus que de volumineuses granulations neutrophiles dans les mailles du réseau cytoplasmique.

En définitive, ces éléments ne présentent plus aucun caractère fonctionnel propre à la cinquième heure de la digestion. Ce sont des simples cellules de dimensions moyennes à cytoplasma clair sans différenciation en portion basale, sans filaments basaux, sans granulations, ni chaînettes acidophiles.

Le phosphore a donc eu pour effet de supprimer la formation de zymogène dans les cellules principales de cet estomac.

Si nous examinons maintenant des cellules plus atteintes encore, nous constatons alors qu'à une simple altération fonctionnelle, fait suite un début de dégénérescence graisseuse (fig. 6, *p*, *g*), se manifestant par l'apparition de gouttelettes graisseuses. Ces gouttelettes occupent toujours de préférence la portion basale de la cellule, disposition que la figure 10 met bien en évidence. Elles sont moins volumineuses que dans les cellules pyloriques, entourent fréquemment le noyau, sur lequel du reste elles marquent souvent des empreintes. Le noyau lui-même perd sa forme ovale. Son contour devient irrégulier, sa chromatine se condense (fig. 6, *o*).

Pour passer de ce stade à celui des lésions destructives il n'y a qu'un pas à franchir. Il nous a été donné de le faire quelquefois en observant des éléments qui, cette fois, présentent un effacement complet de la travée réticulaire ; le corps cellulaire se remplit alors de fines granulations safranophiles, qui, au niveau de la portion basale, pourraient bien donner par transformation les gouttelettes graisseuses.

§ 2. — Intoxication lente par le bicarbonate de soude.

Un chien B, du poids de 5 kg. 500 à son arrivée au laboratoire, le 2 janvier 1907, est mis en expérience dès le 5 du même mois. Nous lui faisons ingérer dans son premier repas du matin une dose journalière de 10 grammes de bicarbonate de soude.

Cinq jours après, nous augmentons la dose et la portons à 20 grammes ; l'animal, sous l'influence de cette forte quantité de bicarbonate de soude, se met à vomir.

Nous le remettons alors à 10 grammes par jour et le

maintenons à cette dose quotidienne du 28 janvier au 25 juillet de la même année, date à laquelle ce chien est sacrifié.

Faisons immédiatement observer que, dès le dixième jour de ce régime alcalin intensif, de petits vomissements périodiques se produisent tous les huit jours environ.

Sous l'influence de ce produit, l'animal maigrit rapidement et perd 1 kg. 300, c'est-à-dire un peu plus du quart de son poids.

Dans le dernier mois il était cachectique. Les urines, fortement chargées d'urée, se décomposaient facilement.

Son ventre était ballonné, avec ascite légère. A la palpation on sent dans l'hypocondre droit une masse dure résistante à percussion mate et qui n'est autre que le foie fortement congestionné et augmenté de volume.

C'est dans cet état que l'animal est sacrifié le 25 juillet, entre la cinquième et la sixième heure de la digestion, après avoir absorbé en 201 jours un poids total d'environ 2 kg. 200 de bicarbonate de soude.

A l'ouverture de l'estomac, on trouve encore, cinq heures après le repas, des résidus alimentaires.

L'examen macroscopique de la muqueuse gastrique ne présente rien de bien particulier, si ce n'est une rougeur diffuse, avec maximum d'intensité au niveau du pylore.

Ce dernier est en effet fortement congestionné. Le duodénum est aussi violemment irrité que la région pylorique. On ne remarque aucune ulcération, ni aucune érosion.

Quelles sont maintenant les altérations que les cellules glandulaires présentent chez cet animal si fortement alcalinisé?

Cellule pylorique. — La cellule pylorique présente, à peu de chose près, les mêmes altérations que celles du chien au phosphore. Le cytoplasme est gonflé ; dans les éléments cellulaires les moins pathologiques la travée réticulaire est visible et se colore en bleu par l'hématéine. Les mailles renferment une substance hyaline sans caractère spécial.

En examinant des cellules de plus en plus lésées, on observe que le réticulum cytoplasmique s'efface progressivement, perd ses propriétés vis-à-vis des matières colorantes. Sur les pièces fixées par le liquide de Lindsay et colorées à la safranine il prend une teinte rosée à peine visible.

Ce fait est surtout net dans la portion interne de la cellule (fig. 14, *a*). Au contraire, du côté de la portion basale de l'élément cellulaire on voit apparaître de fines granulations fortement colorées en rouge par la safranine et qui semblent appliquées sur la charpente cytoplasmique. Ces fines granulations dans le voisinage du noyau sont si abondantes qu'elles masquent toute structure du corps cellulaire (fig. 14, *h*). Ici, comme dans l'intoxication phosphorée, on a l'impression que ces granulations proviennent du noyau (fig. 14, *s* et *s'*). Quelle que soit leur origine il n'en est pas moins certain que ces granulations par fusion et transformation entrent dans la constitution des gouttelettes graisseuses.

Ces globules graisseux, localisés toujours de préférence à la base de la cellule, deviennent de plus en plus gros.

Les plus volumineux paraissent être contenus dans des vacuoles et occupent volontiers la partie concave du noyau.

Enfin le noyau dans le cours de ce processus pathologique se fragmente (pycnose), puis peu à peu se chromatolyse.

Région du grand cul-de-sac. — 1° *Cellule de bordure.* — L'intoxication lente par le bicarbonate de soude ne produit aucune altération bien nette dans la structure fine de la cellule de bordure. On n'y constate guère de vacuoles. Disons cependant que ces éléments semblent diminuer de volume, se ratatiner, les granulations acidophiles sont moins abondantes et plus petites.

2° *Cellule principale.* — Sous l'influence du bicarbonate de soude les cellules principales présentent les caractères suivants. Leur aspect est clair gonflé, le réticulum cytoplasmique granuleux, légèrement épaissi, étendu dans toute la cellule, même entre la membrane propre et le noyau (fig. 15), les mailles sont larges et renferment souvent des vacuoles (fig. 15 et 16, *v*). Dans certains éléments on constate cependant encore une portion basale sombre et homogène (fig. 16, *f*) qui se colore en bleu rosé par l'hématéine et la fuchsine acide.

On ne constate aucune trace de filaments basaux. La fuchsine acide ne décèle pas de traînées de granulations acidophiles. Le mélange de bleu de méthylène et d'éosine ne montre aucune grosse granulation de zymogène dans les mailles de la partie interne de la cellule.

Ce sont là des modifications fonctionnelles semblables à celles que Théohari a obtenues avec l'iodure de potassium.

Il ne nous a pas été donné de constater avec le bicarbonate de soude des lésions de dégénérescence graisseuse dans les cellules principales.

*
* *

De ce que nous venons de constater, il résulte que le phosphore et le bicarbonate de soude, donnés d'une façon lente et prolongée à des chiens, déterminent chez eux des altérations des cellules glandulaires de la muqueuse gastrique. Ces altérations peuvent être de simples modifications fonctionnelles ; mais elles peuvent aussi aboutir, suivant la nature des cellules mises en cause, à une véritable dégénérescence graisseuse.

Il est donc tout naturel de se demander maintenant, s'il est possible, dans l'état actuel de nos connaissances, de pénétrer et d'expliquer les différents phénomènes capables de produire la transformation graisseuse au sein des tissus.

Et tout d'abord, la première question qui se pose dans l'étude de toute altération graisseuse des cellules, est celle de la nature chimique des produits pathologiques qui se rencontrent au cours de ce processus.

D'après les indications des auteurs les plus autorisés, on admet que ce sont les tristéarines et les tripalmitines qui jouent le rôle essentiel dans la dégénérescence graisseuse.

Liebig a montré, au contraire, que dans certaines dégénérescences graisseuses des muscles, la graisse extraite renfermait beaucoup d'oléine.

Depuis longtemps déjà on avait constaté que d'autres substances accompagnent les graisses dans les cellules.

Citons d'abord les cholestérines, auxquelles les physiologistes contemporains, comme nous le verrons ultérieurement, veulent faire jouer un rôle important dans les phénomènes de métabolisme graisseux des cellules.

Puis les lécithines, qui dans certains cas formeraient la majeure partie des graisses, ainsi que Stolnikow l'a démontré pour le foie dans ses travaux sur l'empoisonnement par le phosphore. Du reste, bien avant lui déjà, en 1879 Dastre et Morat soutinrent que souvent on a confondu, en se basant sur la réaction de l'acide osmique, la lécithine avec les graisses. Dans ces dernières années, Balthazard, étudiant les altérations graisseuses du foie, a soutenu lui aussi qu'il s'agissait là de lécithines. Pour lui ces lécithines proviendraient en grande partie des leucocytes. Ceux-ci s'accumulent dans la rate, y sont englobés par les macrophages. Ces leucocytes renfermeraient des lécithines en nature et pourraient même en former aux dépens de leurs noyaux. Ces lécithines gagneraient ensuite le foie par la veine splénique.

Perls, Hösslin et d'autres, dans des expériences classiques, cherchèrent à fixer la teneur en graisse des tissus en voie de dégénérescence.

La présence de la graisse dans les cellules dégénérées étant un fait bien établi, peut-on déterminer le mode d'origine de ces produits ?

Les physiologistes actuels admettent la possibilité de la formation de la graisse dans l'organisme aux dépens des substances les plus variées.

C'est ainsi que la graisse de nutrition pourrait se déposer en nature dans les tissus. Les substances hydrocarbonées pourraient aussi en donner. Enfin la production de corps gras aux dépens des substances albuminoïdes prend une place prépondérante dans l'étude de la dégénérescence graisseuse.

Burdach, Pettenkofer et Voit, Hofmann, Hoppe-Seyler et d'autres se sont efforcés à démontrer, par des expériences variées, la possibilité de la production des graisses aux dépens des matières albuminoïdes.

Frerichs lui-même n'a-t-il pas constaté de la graisse dans les cellules hépatiques de chiens exclusivement alimentés avec de la viande sans graisse. D'autres recherches encore permettent de considérer les substances albuminoïdes comme une source de production de la graisse dans le corps. Si ces observations ne sont pas à l'abri de toute critique, il n'en reste pas moins vraisemblable que les graisses peuvent dériver des matières albuminoïdes.

Quels sont les faits qui prouvent que dans les cas pathologiques les matières albuminoïdes forment de la graisse?

Chauveau, en ligaturant les vaisseaux du testicule, a établi que les tissus de cet organe subissent la transformation graisseuse.

Mais c'est surtout en expérimentant certaines substances toxiques, qui, par les altérations qu'elles provoquent dans les cellules, produisent des perturbations profondes dans la nutrition, que l'on a pu obtenir quelques indications précises. Les recherches sur les échanges de matières dans les cas d'empoisonnement par le phosphore ont à ce sujet une signification importante.

Bauer, expérimentant sur des chiens, constata, au cours de l'empoisonnement par le phosphore, une exagération des décompositions de l'albumine se manifestant par une augmentation de la quantité d'urée émise. Il constata en plus une diminution de la consommation d'oxygène.

Partant du fait que le phosphore est avide d'oxygène, on a voulu expliquer les profondes altérations produites dans la nutrition de l'organisme, en accordant à ce poison la propriété d'enlever l'oxygène des globules rouges du sang. Une fois combiné à cet oxygène, le phosphore produirait de l'acide phosphorique capable d'altérer ensuite les liquides de l'organisme.

Selon Frankel, l'altération dans les échanges gazeux se manifeste par une diminution dans l'apport de l'oxygène qui s'accompagne fatalement d'une augmentation de la destruction d'albumine. Donc, pour Frankel, sous l'influence de cet agent toxique, c'est l'échange des gaz qui va être primitivement altéré.

Reste à savoir si contrairement aux idées émises par ce dernier savant, ça ne serait pas plutôt la marche des transformations physico-chimiques qui sous l'influence du poison se modifierait primitivement dans les tissus ; il en résulterait une diminution dans la quantité des substances chargées de réduire l'oxy-hémoglobine.

L'altération dans les échanges gazeux serait alors un phénomène secondaire.

Il est certain que cette dernière manière de voir peut se soutenir aussi. Du reste des observations bien faites semblent lui donner raison. Effectivement, elle explique bien mieux par exemple comment, dans nos expériences avec le bicarbonate de soude, nous avons pu obtenir des altérations graisseuses de la cellule pylorique. On a même il y a longtemps déjà voulu expliquer les troubles que le bicarbonate de soude produit sur l'organisme, de la façon suivante :

Dans le sérum sanguin il y a des sels de soude et dans les hématies des sels de potasse. Or, si on introduit dans la circulation une quantité exagérée de sels de soude, ces sels peuvent arriver à saturer même les hématies, les altérer, et ainsi l'hypoglobulie de la cachexie alcaline est constituée.

Dusart et Parot déjà, en 1870, rejetèrent ces explications en désaccord avec l'expérience. La dose toxique de phosphore peut effectivement être réduite à une quantité si faible qu'il est impossible d'attribuer les troubles considérables subis par l'organisme à la soustraction de l'oxygène des globules ou à la genèse d'une certaine quantité d'acide phosphorique. Pour ces auteurs, en outre, la graisse apparaît parfois avec une telle rapidité dans les tissus qu'il est impossible de l'attribuer à une oxydation sur place.

Le phosphore déterminerait seulement le déplacement de la graisse qu'il trouve dans l'organisme, il produirait la stéatose non par action chimique, mais en vertu d'une propriété dont la nature nous serait encore inconnue.

Cette façon d'envisager le rôle du phosphore dans les phénomènes de stéatoses tissulaires est très intéressante à rapprocher de l'étude toute récente des lipoïdes.

Iscovesco, Gérard et Lemoine ont fait dans ces dernières années de curieuses constatations sur ces substances. Ils font jouer à ces corps lipoïdes un rôle important dans l'auto-protection de l'organisme, en exerçant une action antitoxique. Les lipoïdes, comme nous l'avons déjà dit, ont une constitution moléculaire des plus complexes, les cholestérines y occupent une place prépondérante. Le foie est le grand élaborateur de ces substances qui se diffusent dans tout l'organisme allant se déposer où elles sont nécessaires.

Les organes les plus exposés aux atteintes des agents infectieux sont ceux qui contiennent la plus grande quantité de lipoïdes. Et dans ce cas, leurs lipoïdes sont les plus riches en composés cholestériques.

Pour ces auteurs les organes contiendraient, non seulement en eux, les éléments de défense dont ils ont besoin ; mais ils voient ceux-ci s'accroître en quantité et en qualité quand ils sont touchés par une infection. Dans ce cas les graisses des autres parties de l'économie se mobilisent et leur apportent les principes actifs qu'elles contiennent. Les organes atteints par une maladie infectieuse ou toxique sont souvent le siège d'une accumulation de graisse considérée jusqu'à présent comme le résultat d'une dégénérescence des cellules. D'après ces idées, cette accumulation de graisse doit être au contraire considérée comme un apport de substances lipoïdes destinées à lutter contre les actions pathogènes.

Envisagés de cette façon, les organes malades sont souvent chargés de graisses qui ne sont que des lipoïdes défenseurs.

Ainsi comprise, la dégénérescence graisseuse organique serait le résultat d'un processus éminemment actif et agressif et non d'un processus de déchéance.

Que faut-il penser de cette façon toute nouvelle de concevoir la dégénérescence ?

Devons-nous donc considérer les globules graisseux contenus dans les cellules pyloriques et principales de nos chiens au phosphore et au bicarbonate de soude, comme formés par des substances lipoïdes apportées là pour lutter contre l'action toxique de ces deux poisons ? Nous l'ignorons. Du reste, les connaissances que nous possédons sur le rôle que jouent ces produits colloïdaux dans les divers processus de la pathologie cellulaire, sont encore trop rudimentaires pour permettre de se faire une opinion précise.

La présence de granulations graisseuses dans les cellules glandulaires séreuses constatée par Garnier et P. Bouin, et observée aussi par Nicolaïdes dans les cellules sécrétrices des glandes de Brünner provenant d'animaux soumis à un jeûne prolongé ; la constatation faite par nous de très fines granulations graisseuses teintées en gris par l'acide osmique (fig. 13, *g*) chez un chien soumis à un jeûne de quatre jours ; sont autant de raisons qui nous autorisent à nous demander avec Garnier et Bouin, si dans les cellules glandulaires un certain nombre de granulations albuminoïdes ne peuvent pas subir, pendant leur évolution, la transformation graisseuse ?

A la suite de toutes ces remarques, il était intéressant de se demander si les graisses alimentaires introduites dans l'estomac pouvaient être absorbées par les cellules glandulaires de la muqueuse gastrique comme cela se passe au niveau de l'intestin.

On sait que le mécanisme intime de l'absorption des graisses est encore très discuté.

Beaucoup d'auteurs admettent que la graisse émulsionnée

par le suc intestinal pénètre en nature sous forme de fins globules dans l'intérieur des cellules. (Ranvier.)

Pour d'autres auteurs au contraire (Cash-Krehl-Nicolas) la graisse serait scindée dans le tube intestinal avec mise en liberté de glycérine et d'acide gras. Ainsi dissous, ces produits pénétreraient par endosmose dans le cytoplasma des cellules intestinales et là seraient fixés ensuite par diverses enclaves (granulations d'Altmann, grains de Paneth), jouant le rôle de ferment et opérant ainsi la synthèse intra-cellulaire des graisses.

Dans l'estomac les choses se passent-elles de la même façon?

Pour essayer de répondre à cette question, nous avons imaginé de faire prendre à un chien après vingt-cinq heures de jeûne un repas composé de 100 grammes de beurre et 190 grammes d'huile de foie de morue. L'animal est sacrifiée quatre heures et quart après l'absorption de ce repas. On retrouve alors dans l'estomac la presque totalité de ces substances grasses.

A l'examen microscopique, nous ne décélons aucune trace évidente de gouttelettes graisseuses dans les cellules glandulaires de cette muqueuse. Il n'y a donc pas eu pénétration de graisse en nature dans ces éléments cellulaires.

Peut-être le phénomène demande-t-il plus de temps à s'accomplir? Il serait intéressant de recommencer ces expériences en ayant soin : premièrement de donner des graisses émulsionnées, deuxièmement de sacrifier l'animal entre la sixième et la septième heure de la digestion N'oublions pas que jusqu'aux travaux de Volhard, la digestion gastrique des graisses était considérée comme nulle.

Cash, Ogata, Marpmam, Benech et Guyot, Falloise et d'autres encore, poursuivant des recherches sur cette question, arrivèrent à démontrer, au contraire, que les substances grasses peuvent parfaitement être scindées dans l'estomac.

La présence dans cet organe d'un ferment lipolytique, la lipase, a été bien mise en évidence par les travaux de Vaughan, Harley et Vohlard. Mais c'est Falloise le premier qui a soutenu, se basant sur des expériences pratiquées sur le lapin, que la lipase trouvée dans l'estomac, n'est nullement d'origine pancréatique comme l'ont soutenu certains auteurs ; mais bien élaborée dans les cellules gastriques elles-mêmes.

Voyons enfin pour terminer sur quelles données morphologiques reposent nos connaissances sur la dégénérescence graisseuse.

Les granula qu'on rencontre dans une foule de cellules, d'après Altmann, jouent évidemment le rôle essentiel dans ces processus. Ce sont ces granulations qui entrent aussi en cause dans la dégénérescence granulo-albuminoïde. Or on sait combien la dégénérescence graisseuse est accusée dans les points où l'on observe également la métamorphose granulo-albuminoïde.

Cette constatation a une haute signification, elle permet de supposer que ce sont là deux stades différents d'un même processus.

Altmann a montré effectivement que les globules graisseux sont le résultat de la transformation des granula qui sont colorables par la fuchsine ou par la safranine dans les cellules qui deviendront graisseuses. A mesure que la transformation graisseuse de ces granula s'effectue, la partie safranophile ou fuchsinophile diminue, tandis que la portion colorable en noir par l'acide osmique augmente, jusqu'à ce que finalement, complètement transformé le granula devienne entièrement noir.

CONCLUSIONS

L'intoxication lente par le phosphore produit sur la muqueuse gastrique des altérations qui n'atteignent pas toutes les glandes avec la même violence. Dans les points les plus malades, les éléments cellulaires subissent une dégénérescence graisseuse des plus manifestes. Cette dégénérescence se fait en îlots. Ces îlots affectionnent particulièrement la région pylorique et la partie du grand cul-de-sac qui lui est immédiatement voisine.

Le type dégénératif obtenu avec le phosphore est la dégénérescence graisseuse ; fait du reste connu et que nos observations ne font que confirmer. Ce qui nous est plus personnel dans la constatation de cette dégénérescence graisseuse, c'est qu'elle procède par îlots. Cette disposition nous a permis ainsi de saisir sur le même animal tous les stades, depuis la simple altération fonctionnelle jusqu'à la métamorphose graisseuse typique.

Nous posons en principe que, tant que le réticulum cytoplasmique de la cellule glandulaire est conservé, il n'y a que modification fonctionnelle. Inutile de faire remarquer que ces modifications fonctionnelles peuvent aboutir à des lésions définitives en un temps plus ou moins long.

Cela dépend de la durée de l'action du poison et aussi de la nature des éléments cellulaires mis en cause.

C'est ainsi qu'en présence du phosphore, la cellule principale et la cellule pylorique sont plus vulnérables que la cellule de bordure.

Dès que le réticulum cytoplasmique a une tendance à devenir granuleux et que ses mailles changent de calibre, on peut dire que l'élément cellulaire commence un début de nécrobiose.

Cellule pylorique. — Sous l'influence du phosphore, le réticulum cytoplasmique de la cellule pylorique devient granuleux, se colore encore par l'hématéine surtout dans les éléments qui ont subi une légère atteinte. Ces modifications granuleuses du réseau cytoplasmique sont surtout très accusées au voisinage de la région nucléaire. A un stade plus avancé de l'altération, on voit apparaître dans cette région des gouttelettes graisseuses en nombre variable et qui indiquent un début de métabolisme graisseux de la cellule. L'abondance des granulations safranophiles au pourtour du noyau, granulations provenant en grande partie d'une désorganisation du spongioplasme, en partie peut-être du noyau, indiquent sûrement que ces productions pathologiques interviennent dans la genèse des formations graisseuses. Le noyau aplati en forme de cupule, est collé contre le pied de la cellule. Nous ne l'avons jamais vu s'arrondir, se gonfler, comme il nous a été donné de le constater chez des chiens normaux entre la cinquième et la sixième heure de la digestion.

Disons enfin que dans les cellules pyloriques qui sont au terme ultime de la dégénérescence graisseuse on assiste à une véritable désagrégation du noyau, dont la chromatine se répand dans le cytoplasme.

Cellule de bordure. — Si la cellule pylorique subit la dégénérescence graisseuse typique sous l'influence de l'intoxication lente par le phosphore, il n'en est pas de même de la cellule de bordure, qui dans notre cas, ne présente jamais de transformation graisseuse. On ne constate dans ces éléments que des altérations fonctionnelles dues à un hyper-fonctionnement; augmentation du nombre des cellules de bordure, légère hypertrophie, vacuolisation.

Cellule principale. — Le phosphore produit sur les cellules principales les moins lésées, de simples altérations fonctionnelles. Elles se présentent alors avec un protoplasma clair à travée conservée, mais granuleuse. Dans aucune de ces cellules, il ne nous a été donné de constater une différenciation du spongioplasme en filaments basaux, pas plus que des chaînettes de fines granulations acidophiles ou de grosses granulations neutrophiles. Enfin certaines de ces cellules sont atteintes de dégénérescence graisseuse évidente.

Dans ce cas la graisse se localise de préférence, surtout au début du métabolisme dans la région nucléaire. Les gouttelettes graisseuses sont quelquefois si abondantes dans cette portion basale qu'elles masquent le noyau. A des stades plus avancés, le noyau se désagrège à son tour, enfin comme terme ultime on assiste à une véritable chromatolyse.

Le phosphore a donc pour effet de supprimer la formation de zymogène dans les éléments les moins atteints et de déterminer une nécrobiose manifeste dans celles de ces cellules ou le processus pathologique s'est poursuivi.

*
* *

Dans l'intoxication lente par le bicarbonate de soude, la *cellule pylorique* passe sensiblement par les mêmes altérations qu'avec le phosphore. D'abord altération fonctionnelle qui aboutit plus ou moins vite à la dégénérescence graisseuse.

Cellule de bordure. — Le bicarbonate de soude ne produit aucune lésion bien nette de la cellule de bordure. Ces éléments semblent cependant un peu diminués de volume.

Cellule principale. — Sous l'influence de cet alcalin, la cellule principale présente un aspect clair, le réticulum cytoplasmique est granuleux. On ne constate aucune trace de filaments basaux, ni de granulations acidophiles ou neutrophiles. L'élément cellulaire présente en un mot la même structure morphologique que chez les chiens philocarpimisés où les cellules sont épuisées par une sécrétion exagérée. Le bicarbonate de soude ne produit donc sur la cellule principale que des altérations fonctionnelles. Dans aucun cas nous n'avons vu, avec cet alcalin, les modifications fonctionnelles aboutir à la dégénérescence graisseuse.

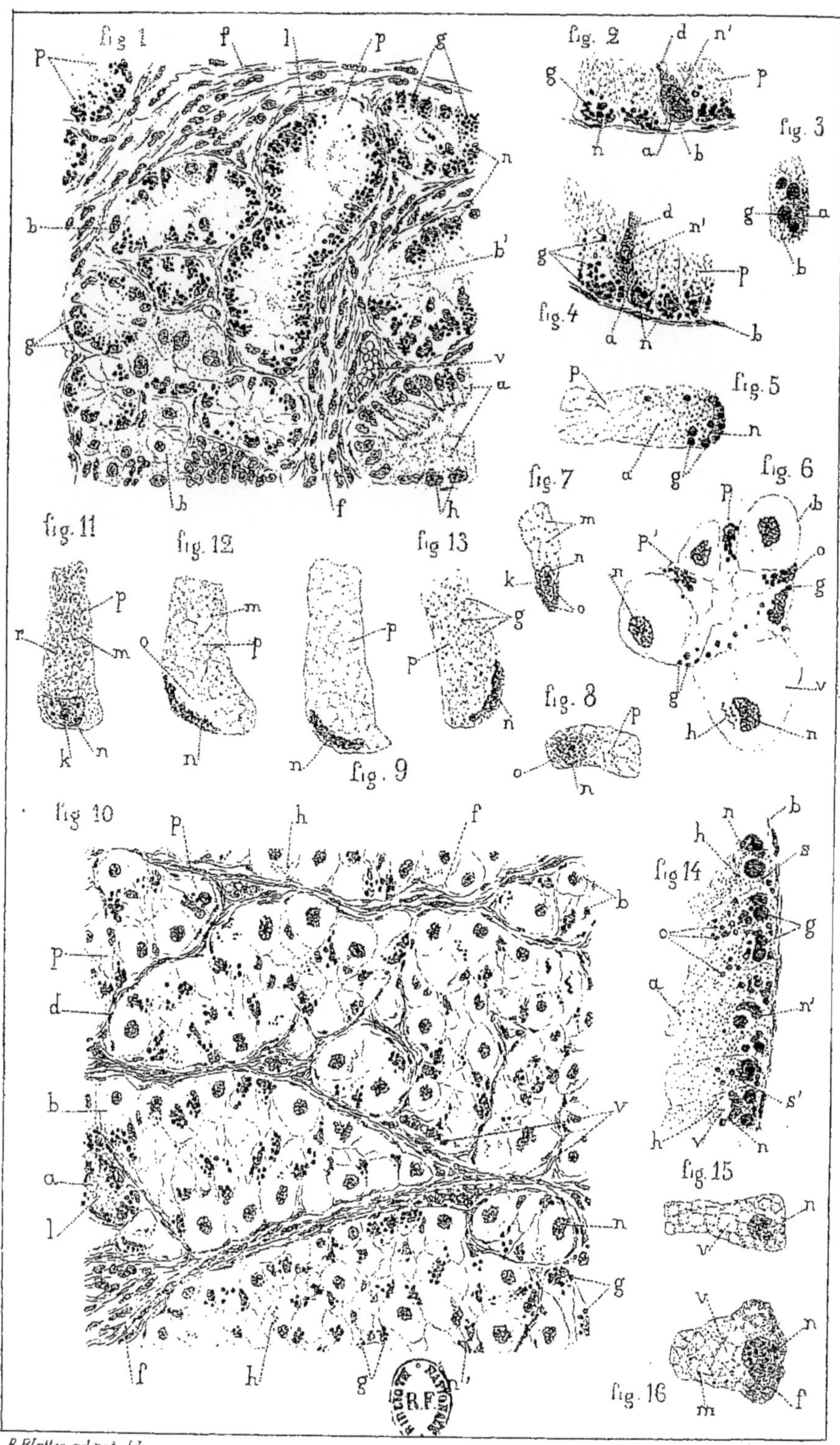

P. Blatter ad nat del

M. Beltrand lith.

EXPLICATION DES FIGURES

FIG. I. — Chien, cinquième heure de la digestion, intoxication lente par le phosphore. Coupe transversale passant au niveau de la zone limite de la région pylorique et du grand cul-de sac. Fixation au liquide de Lindsay. Coloration à la safranine après mordançage par le permanganate de potasse, décoloration à l'acide picrique (Gross. 400).

a, cellule voisine du goulot glandulaire avec quelques fines granulations graisseuses. — *b*, cellule de bordure en b', elle est dépourvue de noyau; — *f*, fibres musculaires lisses; — *g*, granulations graisseuses; — *l*, produit sécrété; — *n*, noyau; — *p*, cellule pylorique; — *v*, vaisseau.

FIG. 2. — Portion fortement grossie de la figure précédente. Cellules pyloriques. (Gross. 750).

a, cellule, de Nussbaum avec son noyau n' et son extrêmité libre *d*; — *b*, membrane basale; — *g*, gouttelettes graisseuses; — *n*, noyau de la cellule pylorique; — n', noyau de la cellule *a*; — *p*, corps cellulaire.

FIG. 3. — Chien au phosphore. Cinquième heure de la digestion. Cellule pylorique libre et coupée obliquement. Forte dégénérescence, même fixation et coloration que dans les figures précédentes. (Gross. 850).

a, noyau en chromatolyse; — *b*, cytoplasme fortement chargé de granulations chromatiques; — *g*, gros globules graisseux.

FIG. 4. — Chien au phosphore. Cellules pyloriques. Même fixation et même coloration. (Gross. 750).

a, cellule osmiophile de Nussbaum; — en *n'*, son noyau; — en *d*, son extrémité libre; — *b*, membrane basale. — *g*, globules graisseux; — *n*, noyau des cellules pyloriques; — *p*, cellule pylorique.

FIG. 5. — Cellules pyloriques au début de la dégénérescence graisseuse. Chien au phosphore. Fixation au liquide d'Hermann. Safranine (Gross. 850).

a, granulations safranophiles; — *g*, globules graisseux; — *n*, noyau; *p*, corps cellulaire.

FIG. 6. — Chien au phosphore. Glande du grand cul-de-sac. Coupe transversale. Lindsay. Safranine, acide picrique (Gross. 750).

b, cellule de bordure; — *g*, globules graisseux: — *h*, granula d'Altmann disposés en chaînettes; — *n*, noyau de la cellule de bordure; *o*, noyau de la cellule principale *p*; — *v*, vacuole.

Fig. 7. — Chien, cinquième heure de la digestion. Cellule principale, phosphore, fixation au formol; hématéïne fuchsine (Gross. 850).
k. portion basale légèrement sombre en *o*; — *n*, noyau; — *m*, réticulum cytoplasmique.

Fig. 8. — Comme dans la figure 7. (Gross. 950).
n, noyau; — *o*, portion basale granuleuse; — *p*, réticulum cytoplasmique.

Fig. 9. — Chien au phosphore. Cellule pylorique, cinquième heure de la digestion. Même fixation que pour la figure 7 (Gross. 950); — *p*, corps cellulaire, trouble avec réticulum teinté en bleu; *n*, noyau.

Fig. 10. — Chien au phosphore. Coupe au niveau de la grande courbure. Lindsay, safranine, picroxylöl (Gross. 300).
a, cellule du goulot en *l*, lumière glandulaire; — *b*, cellule de bordure; — *d*, membrane basale; —*f*, fibres musculaires lisses; — *g*, globules graisseux; *h*, granulation d'Altmann; — *n*, noyau de la cellule de bordure; — *p*, cellule principale avec son noyau n'; — *v*, vaisseau.

Fig. 11. — Chien normal. Cinquième heure de la digestion. Cellule pylorique formol, hématéïne, fuchsine, acide picrique (Gross. 950).
k, nucléole; — *n*, noyau; — *m*, réticulum cytoplasmique; — *r*, grain de sécrétion; *p*, corps cellulaire.

Fig. 12. — Chien, jeûne prolongé, fixation et coloration comme dans la figure précédente. Cellule pylorique (Gross. 900).
m, réticulum; — *n*, noyau en cupule; — *o*, cytoplasme périnucléaire à réticulum estompé; — *p*, corps cellulaire.

Fig. 13. — Chien, jeûne prolongé. Cellule pylorique. Flemming, safranine, acide picrique (Gross. 900.
n, noyau en cupule; — *g*, fines granulations graisseuses; — *p*, corps cellulaire.

Fig. 14. — Chien au bicarbonate de soude. — Cinquième heure de la digestion. Hermann. Safranine (Gross 700). Cellules pyloriques.
a, corps cellulaire: — *b*, membrane basale; — *g*, gros globules graisseux; — *o*, petites granulations graisseuses; — *h*, granulations safranophiles; — *n*, noyau; — *s* et *s'*, noyau en chromatolyse; — *v*, vacuole.

Fig. 15. — Chien au bicarbonate de soude. Cellule principale. Cinquième heure de la digestion. Formol, hématéïne, fuchsine, acide (Gross. 950).
n, noyau; — *v*, vacuole.

Fig. 16. — Chien au bicarbonate de soude comme dans la fig. 15 (Gross. 950). Portion basale sombre et granuleuse; — *n*, noyau; — *m*, réticulum avec microsomes; — *v*, vacuoles.

BIBLIOGRAPHIE

Aievolo. — Recherches expérimentales sur l'histologie pathologique du noyau (rein et poumon). *Progresso medico*, 30 octobre 1890.

Altmann (R). — *Die Elementarorganismen und ihre Beziehungen zu den Zellen*. Leipzig 1890.

— Die Structur des Zellkerners. *Archiv von du Bois-Raymond*, 1899.

— *Studien uber die Zelle*. Heft I, Leipzig, 1886.

— Ein Beitrag zur Granulalehre. *Verh. d. Anat. Gesellsch.* Wien, 1892.

Apt. — Ueber den Fettgehalt pathol. Organe. *Virchow's Archiv*. 1884 Bd. XCV.

Arnold. — Ueber feinere Structur. d. Zellen unter normalen u. pathologischen Bedingungen. *Virchow's Archiv*. Bd. LXXVII, 1879.

Ascherson. — Ueber den physiologischen Nutzen der Fettstoffe und über eine neue auf deren mitwukung begründete und durch mehrere neue Thatsachen unsterstützte. Théorie der Fettbildung. *Muller's Archiv*. 1840.

Balbiani (E. G.). — Sur le rôle du noyau dans les cellules animales *C. R. Acad. des Sc.* LIX 1865.

— Centrosome et « Dotterkern ». *Journal de l'anat. et de la physiol.* XXIX, 1893.

— Recherches expérimentales sur la mérotoime des infusoires ciliés. — Contribution à l'étude du rôle physiologique du noyau cellulaire. *Recueil Zoolog. Suisse*, V. 1888. Voir aussi sur la même question *Zoolog. Anz.* 1891 et *Annales de micrographie*. IV. 1892-1893.

Balthazard, — Les lécithines du foie à l'état normal et à l'état pathologique. *C. R. Soc. de Biologie*. 1901.

Balzer. (F). — Recherches sur la dégénérescence granulo-graisseuse des tissus dans les maladies infectieuses. Parasitisme du Xanthelasma et de l'Ictère grave. *Revue de médecine* 1882 p. 307

Bambeke (Ch. Van). — Etat actuel de nos connaissances sur la structure du noyau cellulaire à l'état de repos. *Ann. Soc. de méd. de Gand.* 1885.

— Des déformations artificielles du noyau. *Archives de Biologie.* VII 1886.

Bard. — L'induction vitale ou influence réciproque des éléments cellulaires les uns sur les autres. *Arch. de Med. exp. et d'Anat. path.* 1890.

— La spécificité cellulaire et ses principales conséquences. *Semaine médicale.* 1894.

Bauer. — Der Stoffunsatz bei der Phosphor vergiftung. *Zeitschrift f. Biologie,* 1871. Bd. VII.

— Ueber die Eiweisszersetzund bei Phosphorvergiftung. *Zeitschrift f. Biologie.* 1878. Bd. XIV.

Béchamp (A). — Les mycrozymas dans leurs rapports avec la fermentation et la physiologie. *Assoc. p. avanc. des Sc.*, 1875.

— *Les microzymas dans leurs rapports avec l'hétérogénie, la physiologie et la pathologie,* Paris, 1883.

Benech et Guyot. — Propriété de la lipase gastrique. *C. R. Soc. Biol,* 1903, 721.

Bensley. — *Proceedings of Canadian Institute,* 1896.

— *Quarterly journal of microscop. sc.* Tome 41, 1898.

Bernard (Cl.). — *Introduction à l'étude de la médecine expérimentale.* Paris, 1863,

Binet (M.). — *Les alcalins; leur rôle sur les fonctions de l'estomac.* Paris, 1905.

Bing et Schulz. — *Centralblatt für wissench. Medicin,* 1879.

Böhm. — *Hand. der spec. Pathol.* Voir V. Ziemssen, XV.

Bonnet. — La fine structure de la muqueuse gastrique chez l'homme et quelques animaux domestiques. *Deutsche med. Woch.* 18, 1893.

Bolles Lee et F. Henneguy. — *Traité des méthodes techniques de l'anatomie microscopique.* Paris, 1902.

Boveri. — Zellen Studien. *Zeitschrift f. Naturwis.* 1887, Bd. XXI. 1888, Bd. XXII. 1890, XXIV.

Bunge. — *Lehrbuch der physiologischen und pathologischen Chemie.* Leipzig, 1889.

Burdach. — *Experimenta quaedam de commut. subst. proteïn in adipem.* Diss. Inaug. Région Prusse, 1853.

Bütschli (O.). — Ueber die Structur des Protoplamas. — *Verhandl. des naturhist. med. Verein zu Heidelberg.* N. F. IV, 1889-1890.

— *Untersuchungen über mikrosk. Schaüme u. das Protoplasma.* Liepzig, 1892.

Carnoy (L.-B.) — *La biologie cellulaire*, 1884.

Cash (Th.) — *Ueber den Antheil des Magens und des Pankreas an der Verdauung des Fettes.* (Arb. aus. d. physiol. Anstalt zu Leipzig) 1880.

Cazin. — Des dégénérescences cellulaires. *Journal de l'anat. et de la physiol.*, nov. 1890.

Cesaris-Demel. — De la rapide apparition de la graisse dans les infarctus rénaux en rapport avec les bioplastes d'Altmann. *Arch. italiennes de biol.*, XXIV, 3, 1895.

Chauffard. — *Étude sur les déterminations gastriques de la fièvre typhoïde.* Thèse de Paris, 1882.

Contejean. — Contribution à l'étude de la physiologie de l'estomac. *Journal de l'anat. et de la physiol.*, VI, 4, 1893.

— Sur la digestion gastrique de la graisse. *Archives de physiologie*, 1894, XXVI, 125.

— De la sécrétion pylorique chez le chien. *Sckand. Arch, f. Physiol.*, VI, 4, 1895.

— Sur le suc gastrique et sur la digestion pepsique de l'albumine. *Archives de physiol. normale et pathol.* V[e] série, t. IV, 1892, p. 259.

— Sur les fonctions des cellules des glandes gastriques. *Archives de phys.* V[e] série, t. IV, 1892, p. 554.

Cornil. — Sur les dégénérescences des cellules dans les tumeurs épithéliales et en particulier des formes que revêt la chromatine dans les noyaux dégénérés. *Archives des sc. méd.*, 2, 1896.

— Lésions cellulaires dans les néphrites parenchymateuses et interstitielles. *Journal de l'anat. et de la physiol.* Sept. 1879.

— Voir dans *Étude médico-légale sur l'empoisonnement* par A. Tardieu, 1867, au chapitre « Empoisonnement par le phosphore » p. 441, une planche sur les altérations graisseuses du rein et de l'estomac.

Cornil et Brault. — Recherches sur le foie, le rein et le poumon dans l'empoisonnement par le phosphore et l'arsenic. *Journal de l'anat. et de la physiol.*, t. XVIII, 1882.

Cornil et Ranvier. — *Manuel d'histologie pathologique*, 1884.

Curschmann. — Sur la dégénérescence graisseuse du cœur. *Deutsches Archiv f. klinische Medicin*, 1873, 12e vol.

Dastre et Morat. — Sur quelques cas de dégénération graisseuse. *Gazette médicale de Paris*, 1879.

— Graisses et Lécithines. *C. R. biologie*, 1879.

Deflandre (C. Mlle). — La fonction adipogénique du foie dans la série animale. *Journal de l'Anat. et de la Physiologie*, 1904-1905.

Duclaux. — Sur la migration des matières graisseuses. *Ann. de l'Inst. Pasteur*, 1887, n° 7.

Dusart (L.) et Parrot (J.). — Sur la pathogénie de la stéatose viscérale dans l'intoxication phosphorée. *Comp. R. de l'Acad. des Sciences*, 7 mars 1870.

Ebstein. — *Fettleibigkeit und ihre Behandlung*, Wiesbaden, 1862.

— *Ueber Wasserentziehung und anstreng Muskelbewegungen bei Fettsucht*. Wiesbaden, 1885.

— Ueber die Veranderungen welche die Magenschleimhaut durch die Einverleibung von Alkohol und Phosphor in den Magenerleidet. *Virchow's Archiv*, Bd. LV, 1872.

Beitrage zur Lehre von Bau und den physiol. Funktionen der sogenanten Magenschleimdrüsen. *Arch. f. mikr. Anat.*, 1870.

Edinger. — Zur Kenntniss der Drüsenzellen des Magens. *Arch. f. mikrosk. Anat.*, XVII, 1879.

Ebert und Muller. — Untersuchungen über das Pankreas. *Zeitschr. f. wissenchft. Zool.*, Bd. LIII.

Engelmann. — Beitrage zur Physiologie des Protoplasmas. *Pfluger's Archiv*, Bd. II, 1889.

Ewald. — Ueber Fettbildung dürch die uberlehende Darmschleimhaut. *Arch. f. Anat. u. Physiol.* 1883.

Fabre Emile. — *Sur la dégénérescence graisseuse dans l'empoisonnement aigu par le phosphore*. Thèse de Paris, 1864.

Falloise (A.) — La digestion des graisses dans l'estomac. *Arch. internat de physiol.*, LIV, juillet 1906.

Fenwick (W). — Atrophy of the stomach. *The Lancet*, 1877-1880. Voir aussi *Virchow's Archiv*, Bd. CXVIII, 1889.

Filehne. — Veranderungen des Magens bei Arsenikvergiftung. *Virchow's Archiv.*, Bd. LXXXIII.

Fleischer. — Ueber Fettbildung im Thierkörper. *Virchow's Arch.*, 1870, Bd. II.

Flemming. — Weitere Mittheilungen zur Physiologie der Fettzellen. *Arch. f. mikr. Anat.* VII, 1871 et *Virchow's Arch.*, 1872. Et nombreuses autres publications sur la cellule et le noyau dans les *Arch. f. mikr. Anat.* de 1875 à 1895.

Fox (W.). — *Of the diagnosies and treatement of the varieties of dyspepsie.* London, 1867.

Frankel (A.). — Ueber Einfluss der verminderten Sauerstoffzufuhr auf den Eiweisszerfall. *Virchow's Archiv*, Vol. LXVII, 1876.

Frémont. — Action de l'eau, du sel, du bouillon, du bicarbonate de soude sur l'estomac. *Bulletin de thérapeutique*, 1901.

Frerichs. — *Klinik. d. Leberkrankheiten* in 2. Bd. 1861, 2. Auf.

Friedingen. — Welche Zellen in den Pepsindrüsen enthalten dem Pepsin. *Wiener Akad. Sitzungsberichtes.* Bd. LIV, 1871.

Fritz Ranvier et Verliac. — De la stéatose dans l'empoisonnement par le phosphore. *Arch. gén. de méd.*, juillet 1863.

Fromme. — *Ueber des Feitspaltende Ferment der Magenschleimhaut*, 1905, VII, 51.

Galeotti (G.). — Ricerche sulla colorabilita della cellule viventi. *Zeitsch f. wiss. Mikr.*, XI, 1894.

Gallenga. — Ricerche sulla digestione dei graissi do porte della stomacho: *Bollet. della reale. Accad. di Roma*, XXX, 262.

Garel. — *Glandes de la muqueuse intestinale et gastrique de l'homme et des vertébrés.* Thèse de Lyon, 1879.

Garnier. — De quelques détails cytologiques concernant les éléments séreux des glandes salivaires du rat. *Bibliogr. Anatom.*, VII, 1899. Voir du même auteur un mémoire dans *Bibliog. Anat.*, décembre 1897.

Gaule (J.). — Ueber die Beziehung der Structur der Gifte zu den Veranderungen der zellen. *Centralbl. f. Physiologie.* 1888, Bd. II. Der Ockus der Zellen. *Beiträge f. Physiologie*, 1887.

— Apparition de la graisse dans les cellules et images histologiques qui y répondent. *Archiv. f. Anat. und Physiol.* 1890.

Gautier (A). — *Chimie appliquée à la physiologie, à la pathologie et à l'hygiène*, Paris, 1874.

Gautier (**A.**). — *La Chimie de la cellule vivante*, Paris, 1894.

Gehuchten (**Van**). — L'Axe organique du noyau. *La Cellule*, t. V, fasc. I, 1889.

Gilson. — Beiträge zur Kenntniss des Lecithins. *Zeitschrift f. physiol. Chemie*, 1888, Bd. XII.

Gilbert. — De l'action du bicarbonate de soude sur le chimisme stomacal. *Soc. de Biologie*, 22 juillet 1893, et 7 juillet 1894.

Glinski. — Zur Kenntniss des feineren Baues der Magenchleimhaut der Wierbelthiere. *Centrabl. f. d. mediz. Wissench.*, 1883.

Grutzner. — *Neue Untersuchung über die Bildung u. Auscheidung des Pepsins*, Breslau, 1875.

Gürber. — Ueber Fettverdauung im Magen. *Physiol. med. Ges. zu Würsburg*, 21 novembre 1901.

Guthgens. — *Centralblatt zur wiss. Med.*, 1876.

Hauser. — De l'action du phosphore. *Archiv f. exp. Path.*, XXXVI, 3, 1895.

Harnack. — Sur les processus de dégénération cellulaire, d'inflammation et de néoformation dans les différentes sortes d'intoxications phosphorées. *Münchener medizinische Wochenschrift*, n° 9, 2 mars 1909.

Hayem (**G.**). — Du mode d'action de la cure alcaline dans la gastrite parenchymateuse. *Journal des Praticiens*, 20 juin 1903.

— De l'hyperchlorhydrie par saturation alcaline. *Soc. méd. des hôpitaux*, 15 avril 1898.

— Anatomie pathologique de la gastrite parenchymateuse hyperpeptique. *Bull. et mém. de la Soc. méd. des hôpitaux de Paris*, 12-19 mai 1893.

— Nombreuses autres publications sur l'anatomie pathologique de la gastrite muqueuse, des gastrites mixtes et interstitielles, des gastrites dégénératives dans *Bull. et mémoire de la Soc. méd. des hôpitaux de Paris*, 20 juillet 1894, 26 juillet 1895, 30 juillet et 23 octobre 1896. Voir en outre le chapitre « Estomac » en collaboration avec G. Lion dans le *Traité de médecine et de thérapeutique* de P. Brouardel et de A. Gilbert, t. IV, etc.

— *Les Évolutions pathologiques de la digestion stomacale*. Paris, Masson, 1907.

Hayem (**G.**) **et J. Winter**. — *Du Chimisme stomacal*, Paris, Masson, 1891.

Hébert P. — *Les Lésions de la muqueuse gastrique au cours des infections*. Thèse de Paris, 1906.

Heffter. — De la lécithine dans le foie dans l'empoisonnement par le phosphore. *Archiv f. exper. Pathol.*, XXVIII. 1. 2. 1890.

Heidenhain. M. — Ueber Kern und Protoplasma. *Festschrift für Kölliker*. Leipzig, 1892.

Heidenhain. R. — Untersuchungen über den Bau der Labdrüsen *Archiv f. mikr. Anat. VI*, 1868-1870.

— Die Bauchspucheldrüse, Hermann's *Handbuch der Physiologie* Bd. VI, 1880.

— Beiträge zur Histologie und Physiologie der Dunndarmschleimhaut. — *Pfluger's Archiv*, 1888, Bd. XLIII, Suppl. Heft.

Heitzmann. F. — Bau des Protoplasmas. *Sitz. der K. Akad. d. Wiss.* Wien, LXVII, 1873.

Henneguy. L. F. — La Biologie cellulaire étudiée par la mérotomie. *Rev. générale des Sc.*, 1893.

— *Leçons sur la cellule*, 1896.

— Rapports des cils vibratiles avec les centrosomes. *Arch. d'Anat. micros.*, t. I, 4e fascicule, 1898.

Hermann. — Ueber regressive Metamorphosen des Zellkerns. *Anat. Anzeiger*, 1888, I-II.

Hertwig. (O). — *La cellule et les tissus*. Paris 1894.

Herzen. — *La digestion stomacale*. Lausanne 1886.

Hildbrand. — Recherches sur le pancréas, sur le développement de la nécrose graisseuse. *Cent. f. Chir.*, 23 mars 1895.

Hœckel. — De quelques phénomènes de la localisation minérale et organique dans les tissus animaux. *Journal de l'anat. et de la physiol.* 1875.

Hofer. Bruno. — Experimentelle Untersuchungen über den Einfluss des Kerns auf des Protoplasma. *Ienaïsche Zeitschrift.* XXIV, 1890.

Hoffman. (Fr.) — Die Uebergang von Nahrungsfett in die Zellen des Thierkörpers. *Zeitschrift f. Biol.* 1872, Bd. VIII.

Hoppe-Seyler. — *Physiologische Chemie*. 1877-1881.

Hösslin. — Ueber den Fett und Wassergehalt der Organe bei verschiedenen pathol. *Deut. Archiv f. klin. Medicin*, 1883. Bd. XXXIII.

Hoyer. — Ueber die Färbung der Schleimdrüsen und anderer gebilde welche Schleimenthalten. *Verhandl. d. bio. Section. d. Naturforscher Gesells. in Warschon*, 1889, n° 4.

Inouye.—Fettverdauungsk. im Magen. *Archiv f. Verdauungsk.*, 1903, IX, 250.

Israël. (O). — *Traité pratique d'histologie pathologique.* Traduction française 1894.

Jones. (H). — Des lésions glandulaires de la muqueuse gastrique. *Association journal*, 1853.

— Observations sur les changements morbides de la muqueuse gastrique. *Med-chir. transact.*, 2e série T. XIX 1854.

Kaufmann. — De l'origine et du mode de formation de la graisse dans l'organisme. *Soc. de biol.* 25 avril 1896.

— *Lehrbuch der speziellen pathologischen Anatomie.* III. Auflage, 1904.

Kemmerich. — Untersuchungen über die Bildung der Milchfette. *Centralbl. f. d. med. Wissench.* 1866.

Klebs. (E). — Dégénérescence graisseuse de l'estomac. In *Handbusch der patho. Anat.* 1868.

Klebs. (G).— Ueber den Einfluss des Kernes in der Zelle. *Biol. Centralbl.*, 1887, Bd. VII, n° 6.

Klein. (E). — Observations on the glandular epithelium. *Quart. journ. of. micr. science.* XIX, 1879.

Klein and noble Smith — *Atlas of histology*, 1880.

Klemperer et Scheurlen. — Das Verhalten des Fettes im Magen. *Zeit. f. klin. Medizin*, 1889. XV, 970.

Koreynski et Jarworski. — Ueber einige bisher wenig berucksichtigte klinische und anatomische Ercheinungen in Verlauf des runden Magengeschwürs. *Deut. Archiv f. klin. Med.* Bd. XLVII, 1891.

Kossel.— Ueber die chemische Zusammensetzung der Zelle. *Archiv f. Phys.* 1891.

Kotsowsky. — Les modifications des cellules dans leur mort lente. *Archives Sc. biolo.* Saint-Pétersbourg IV. 1895.

Krehl. (L). — Ein Beitrag zur Fettresorption. *Archiv f. Anat. u. physiol. Anat.*, 1890.

Krylow. — Ueber feitige Degeneration der Herzmusculatur. *Virchow's Archiv*, 1868, Bd. XLIV.

Kupffer. (C. von). — Ueber Differienzierung des Protoplasma an den Zellen thierischer Gewebe. *Schrift. der naturwissench. Vereins f. Schleswig Holstein*, I. Heft 3, 1875.

Langley and Sewall. — Some remarks on the formation of ferment in the submaxillary gland of the rabbit On the physiology of the salivary secretion. On the destruction of ferments in the alimentary canal. On the changes in pepsin forming glands during secretion. On the-histology of the normalen gastric glands and the relation of pepsine to the granules of the chief cells. Cette série de mémoires a paru in *Jour. of physiology*, 1879-1882, vol. I. II. III.

— On the structur of serous glands in rest and activity. *Royal society of London*, 1881. vol. XXXII.

— On the structur of secretory cells and on the changes which take place in them during secretion. *Internationale Monatsschrift f. Anat. und Histologie*, 1884. Bd. I.

Laqueur. — Ueber das Fettspaltende Ferment in Sekret der kleinen Magens. *Beiträge zur chem. Physiol. u. Pathol.* LVIII, 1906.

Lavdowsky. — Zur feineren Anat. u. Phys. des Speickeldrüsen *Archiv f. mik. Anal.* T. XIII.

Lebedeff. — Woraus bildet sich das Fett in Fallen der acuten Fettbildung. *Pflugers' Archiv*, Bd. XXXI, 1883.

Ledegank (K). — Etudes micrographiques des métamorphoses graisseuses, dégénérescence et infiltration, *Presse médicale belge*, n° 45, 1873.

Leo Hans. — Fettbildung und Fettransport bei Phosphorvergiftung *Zeitschr. f. phys. Chemie*. LX, 1885.

Lilienfeld (L) und Monti (A). — Ueber die mikrochemische localisation des Phosphors in den Geweben. *Zeitschrift f. physiol. Chemie*, XVII.

Linossier. — Action du bicarbonate de soude sur la sécrétion de l'estomac. *Bulletin de thérapeut.* 1896.

Lœwenthal (N.) — Contribution à l'étude des granulations chromatiques ou nucléoïdes. *Journal de l'Anat. et de la Physiol.* T. XLII, juillet, août, 1906.

Ludy. — *Ueber die Spaltung des Fettes in den Geweben und das Vorkommem der freien Fettsaüren in denselben.* Diss. Berlin 1888.

Lukjanoff. — *Éléments de pathologie cellulaire générale*, 1895. Traduction française de Fabre Domergue et Petit.

— Modifications du volume des noyaux des cellules hépatiques sous l'influence de l'inanition. Recherches karyokinétiques. *Archives sc. de biol.* Saint-Pétersbourg, VI, 1898.

Luschka. — Zur Lehre von der Secretionszelle. *Arch. f. physiol. Heilkunde*, XIII, 1854.

Mathieu. — De l'influence du bicarbonate de soude sur la sécrétion stomacale, *Gazette des hôpitaux*, 10 septembre 1895.

Marbeix. — Le passage pylorique. *La cellule*, 1898.

Marfan. — *Troubles et lésions gastriques dans la phtisie pulmonaire.* Thèse de Paris 1887.

— Lésions histologiques de l'estomac dans la dyspepsie gastro-intestinale des nourrissons. *Mercredi médical*, août 1894.

Marpmann. — Die Fettverdauung und die neue Ersatzmittel für Lebertrau. *Munch. med. Wochens.*, 1888, 486.

Meyer. Hans.—Ueber die Wirkung des Phosphors auf den thierischen Organismus. *Archiv f. exp. Pathol. u. Pharmacologie*, Bd. XIV.

Mialhe. — Sur le rôle des alcalins dans l'économie animale. *Bull. Acad. de méd.* 2e série t. VI, n° 41.

Mouret. — Des modifications subies par la cellule pancréatique pendant la sécrétion. *Soc. de Biol.* 24 novembre 1894.

— Dégénérescence du pancréas chez le lapin consécutive à la ligature du canal de Wirsung. *Soc. de biol.*, 19 janvier 1895.

— Lésions du pancréas par l'injection d'huile dans le canal de Wirsung. *Soc. de biol.*, 23 février 1895.

Müller. — In *Lehrbuch der vergleichenden mikrosk. Anat. der Wierbelthiere*, von Oppel, Iéna 1895.

Munk I. — Zur Kenntniss der Bedeutung des Fettes und seiner Componenten für den Stoffwechsel. *Virchow's Archiv*, 1880. Bd. LXXX.

— Ueber die Bildung von Fett aus Fettsaüren im Thierkörper. *Archiv. von* Du Bois-Raymond 1883.

Nasse. — Fettzersetzung und Fettanchaüfung im Thierischenkörper. *Biol. Centralbl.*, VI 1886.

Nicolaïdes. — In Oppel.

Nicolas. — Contribution à l'étude des cellules glandulaires. *Archives de Physiol. normale et pathol.* 5e série, t. IV, p. 193, 1892.

Nissen. — Ueber das Verhalten der Kerne in den Milchdrüsenzellen bei der Absonderung. *Archiv f. mikr. Anat.*, 1886. Bd. XXVI.

Nussbaum N. — Ueber den Bau u. die Thätigkeit der Drüsen. *Archiv f. mikr. Anatomie*, XIII, 1877 ; XV, 1878 ; XVI, 1879 ; XXI, 1882.

Ogata. — Die Veränderung der Pankreaszellen bei des Secretion. *Archiv von* Du Bois-Raymond, 1883.

— Die Zerlegung neutraler Fette im lebendigen Magen. *Archiv f. Anat. u. Phys.*, 1881, p. 515.

Oppel. — Des glandes de l'estomac chez les vertébrés. *Anat. Anz.*, XI, 20, 1896.

Paneth. — Ueber die secernierenden Zellen des Dunndarmepithels. *Archiv f. mikr. Anat.*, XXXI, 1888.

Pawlow. — *Le travail des glandes gastriques.*

Perewosnikow. — Zur Frage der Synthese des Fettes. *Centralblt. f. d. med. Wissench.*, 1876.

Perls. — Sur l'empoisonnement par le phosphore, dans *Lehrbuch der allgemeinen Pathologie*, von Neelsen, 1886, 2 Anfl.

Pettenkofer et C. Voit. — Ueber die Zersetzungsvorgänge im Thierkörper bei Fütterung mit Fleich. *Zeitschr. f. Biol.* 1871. Bd VII.

Pflueger. — Physiologie de la formation de la graisse et de l'empoisonnement par le phosphore., *Archiv für ges. Phys.* LXXI, 1898.

Pillet. — Etude expérimentale de la gastrite toxique. *Revue de médecine*, 10 février 1895.

— La stéatose normale et pathologique du foie. *Soc. de biol.* 29 décembre 1894.

Polimanti. — Formation de graisse dans l'organisme dans l'empoisonnement par le phosphore *Archiv f. ges. Phys.* L XX, 1898.

Poljakow. — Ueber eine neue Art von fettbildenden Organen im lokeren Bindegewebe. *Archiv für mikr. Anat.* Bd. XXXII.

Ponfick. — Ueber Fettherz. Vortrag. *Berl. klin. Wochen.*, 1873, 1 et 2.

Prenant, Bouin et Maillard. — *Traité d'histologie.* Tome I. *Cytologie générale et spéciale.* 1904.

Rabl. — Le noyau des cellules graisseuses, *Archiv f. mikr. Anat.*, X L VII. 1896.

— Fetzellen von eigenthümlicher Form. *Archiv f. mikr. Anat.* Bd. XXXII.

Ranvier. — Recherches sur l'action du phosphore sur les tissus vivants. *Soc. de Biol.* 1866 et 1876.

— Altérations du rein dans l'empoisonnement par le phosphore. *Journ. de l'Anat. et de la Physiol.* 1867.

Ranvier. — Le mécanisme de la sécrétion. *Journal de Micrographie*. 1886, 1887, 1888.

— *Traité technique d'histologie* 1889.

Reichmann — Ueber den directen Einfluss des doppelt Kohlen sauren. Natrons auf Magensaftsecretion. *Therap.-Monatshefte* mars 1895.

Renaut. — *Traité d'histologie pratique.*

Rollet. — Ueber die blinddarmförmigen Drüsen des Magens. *Mediz. Centralblatt*, 1870.

Rosenbach. — De l'usage et de l'abus du bicarbonate de soude. *Deut. med. Woch.* 1894.

Rosenfeld. — Ueber Fettvenderung. *Maly's Jahres.* T. XXV.

Sachs. A. — Zur Kenntniss der Magenschleimhaut im Krankhaften Zustanden. *Archiv für exp. Path. und Pharm.* Bd. XXII, 1887, et *Ibid.*, 1888, Bd. XXIV.

Sack. — Des noyaux vacuolés des cellules grasses du tissu graisseux sous-cutané de l'homme. *Archiv f. mikro. Anat.* XL-VI. 1896.

Saikowsky. — *Virchow's Archiv*, Bd. XXX IV 1865.

Schafer. — Ueber die Fettresorption im Dünndarms. *Pluger's Archiv*, 1884, Bd. XXXIII

Schulze F. E. — Leçons sur le système glandulaire *Journal de micrographie* 1883.

Schwarz. — Mikroskopische Untersuchugen an der Milch der Wochnerinen. *Sitzungsberichte d. Konigl. Akad. d. Wiss. in Wien* LIV.

Scolosubof. — *Archives de physiologie*, 1875.

Sklifosowsky. — *Ueber die Veränderungen der Fettgewebes bei der phlegmönesen und anderen Entzündungen*, Saint-Pétersbourg 1882.

Solger. — Zur Kenntniss der secernirenden Zellen der Glandula submascularis des Menschen. *Anat. Anz.* Bd. IX n° 13. 1894.

Stade. — Unters. über das fettspaltende Ferment des Magens. *Beitr. z. chem. Physiol. u. Pathol.* III. 291. 321.

Stieffel. — Du bicarbonate de soude, *Journal de méd. interne*, 1901.

Stintzing. — Zur Structur der erkrankten Magenschleimhaut. *Münch. med. Wochens*, 1887.

— Zum feineren Bau und zur Physiol. der Magensch. *Sitzungsbe. d. Gesell. f. Morp. u. Physiol.*, München, 1889.

Stolnikow. — Vorgänge in den Leberzellen, insbesondere bei der Phosphorvergiftung. *Archiv von* du Bois-Raymond, 1887. Suppl. Bd.

Stricker. — Ueber contractile Körper in der Milch der Wöchnerin, *Sitzungsber. d. k. Akad. d. Wissench.* Wien, 1866, LIII, II. Abth.

Tanhoffer. — Absorption de la graisse dans l'intestin grêle. *Pester med. clin. Presse*, IX, 1873.

Théohari (A.). — Modification histologique de la muqueuse gastrique à la suite de la section des pneumogastriques. (En collaboration avec le docteur G. Lion). *Soc. de biol.*, 3 mars 1900.

— Les filaments basaux dans les cellules principales de la muqueuse gastrique. *Soc. de biol.*, 6 mai 1899.

— Étude sur la structure fine des cellules principales, de bordure et pyloriques de l'estomac à l'état de repos et d'activité sécrétoire. *Archiv. d'anat. microscopique*. Septembre 1899.

— *Structure fine des cellules glandulaires à l'état pathologique*. Paris, 1900.

Théohari et Vayas. — Modification histo-chimique de la muqueuse gastrique du chien à la suite de l'ingestion de quelques substances médicamenteuses. *Soc. de biol.*, 17 mars 1900.

Tournier. — Bicarbonate de soude à dose journalière très élevée, tolérance de l'organisme. *Province médicale*, 27 juin 1896.

Trambusti et Lo. Monaco. — Altérations dégénératives et nécrobiotiques dues à l'ingestion du phosphore. *La Sperimentale*, parte biol., 1894.

Tschetweruchin. — *Zur Frage nach den Verhänderungen des Zellenkernes bei der Eiweiss und Fett degeneration des Leber im Verlaufe von Abdominaltyphus*. Diss. Saint-Pétersbourg, 1879.

Vaughan. Harley. — The normal absorption of fat and the effect of extirpa of the pancreas. *J. of Physiol.*, 1893, XVI.

Verhaegen. — Nouvelles recherches sur les sécrétions gastriques. *La cellule*, 1897.

Verworn. — Biologische protisten Studien. *Zeits. f. wiss. Zool.* 1888.

Virchow. — *La Pathologie cellulaire*, 4e édition française, Paris, 1874.

— Der Zustande des Magens bei Phosphorvergiftung. *Virchow's Archiv.*. Bd. XXXI, 1864.

Voit. (C). — Ueber die Fettbildung im Thierkörper, *Zeitschrift. f. Biol.* 1869. Bd. V.

— Physiologie des allgemeinen Staffwechsels und der Ernährung. *Hermann's Handbuch d. Physiol.* 1881. Bd, VI. I Theil.

Volhard. — Ueber Resorption und Fettspaltung im Magen. *Münch. mediz. Wochens.* 1900 n° 5 et 6.

— Ueber das fettspaltende Ferment des Magens. *Zeit. f. klin. Med.* 1901, XLII, 414 et XLIII, 397.

Walther. — Zur Lehre von der Fettresorption. *Archiv f. Anat. u Physiol.* 1890.

Wéber (H.). — Zur Lehre von der fettigen Entartung des Herzens. *Virchow's Archiv*, 1857, Bd. XII.

Wendt. — *Die Harders'sche Drüse*, Strasbourg, 1877.

Weyl. — *Archiv für Heilkunde*, t. XIX, 1878.

Zawarykin. — Fettaufnahme im Dunndarm durch Wanderzellen *Archiv f. ges. Physiol.*, XXXI, 1883.

Ziegler. — *Traité d'anatomie pathologique*, édition française 1892-1903.

Ziegler et Obolonsky. — Experimentelle Untersuchungen über die Wirkung des Arseniks und des Phosphors auf die Leber und die Nieren, *Ziegler's und Nauwerk's Beiträge*, 1888, Bd. II, Heft 3.

Zinsser. — Ueber dem Umgang der Fettverdauung im Magen. *Beitr. z. chem. Physiol. und Pathol.* 1905, VII, 31.

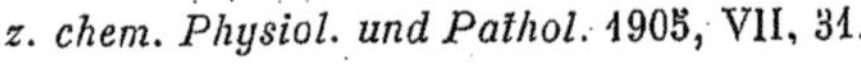

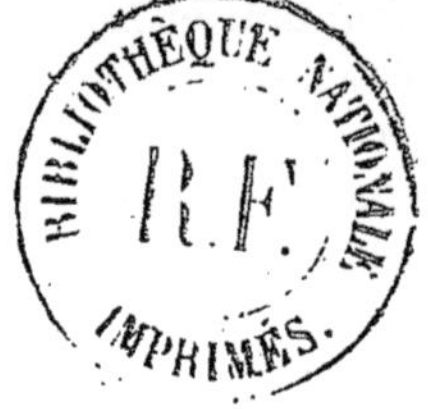

TABLE DES MATIÈRES

2453. — Tours Imprimerie E. Arrault et Cie.

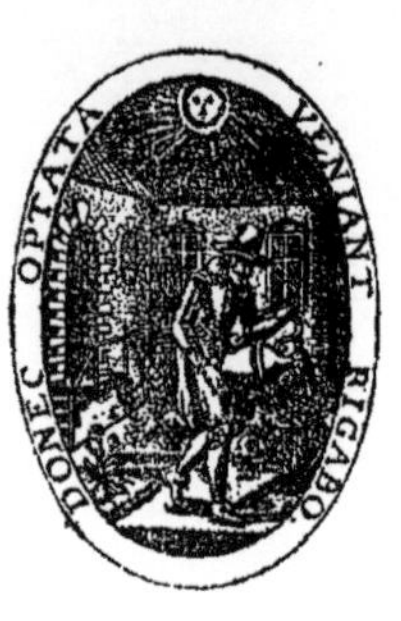

2453. — Tours, imprimerie E. ARRAULT et Cie.

www.ingramcontent.com/pod-product-compliance
Ingram Content Group UK Ltd.
Pitfield, Milton Keynes, MK11 3LW, UK
UKHW020240220726
13923UKWH00002B/758